中国医学临床百家·病例精解

中国医科大学附属第一医院

整形外科临床诊疗 病例精解

郭 澍 主编

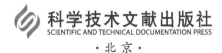
科学技术文献出版社
SCIENTIFIC AND TECHNICAL DOCUMENTATION PRESS
·北京·

图书在版编目（CIP）数据

中国医科大学附属第一医院整形外科临床诊疗病例精解/郭澍主编 . —北京：科学技术文献出版社，2019.8（2020.11重印）

ISBN 978-7-5189-5818-4

Ⅰ. ①中… Ⅱ. ①郭… Ⅲ. ①整形外科学—病案 Ⅳ. ①R62

中国版本图书馆 CIP 数据核字（2019）第 150745 号

中国医科大学附属第一医院整形外科临床诊疗病例精解

策划编辑：张 旭 责任编辑：李 丹 张 旭 责任校对：文 浩 责任出版：张志平

出 版 者	科学技术文献出版社
地 址	北京市复兴路 15 号 邮编 100038
编 务 部	（010）58882938，58882087（传真）
发 行 部	（010）58882868，58882870（传真）
邮 购 部	（010）58882873
官方网址	www.stdp.com.cn
发 行 者	科学技术文献出版社发行 全国各地新华书店经销
印 刷 者	北京虎彩文化传播有限公司
版 次	2019 年 8 月第 1 版 2020 年 11 月第 2 次印刷
开 本	787×1092 1/16
字 数	104 千
印 张	9.25
书 号	ISBN 978-7-5189-5818-4
定 价	88.00 元

《中国医科大学附属第一医院整形外科临床诊疗病例精解》

编 委 会

主编简介

郭澍，教授、主任医师、博士生导师，中国医科大学附属第一医院整形外科主任，"辽宁青年名医"。

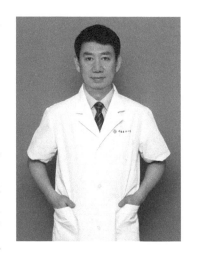

从事整形美容外科、颌面外科医疗、科研、教学 20 余年，曾赴日本深造。掌握整形美容外科各项先进医疗技术，并开展了一系列新业务。

主持包括 2 项国家自然科学基金在内的 9 项国家及省部级课题，出版著作 5 部，并担任国家住院医师规范化培训规划教材《整形外科学》的副主编；发表论文 70 余篇、获省部市级科技奖励 5 项，培养博士、硕士研究生近 50 名。

担任中华医学会整形外科学分会、中华医学会医学美学与美容学分会、中国医师协会美容与整形医师分会 3 个国家级学术团体的常务委员；任辽宁省医学会整形外科学分会主任委员、辽宁省医学会医学美学与美容学分会候任主任委员、辽宁省医师协会整形外科医师分会副会长、中华医学会整形外科学分会修复重建专业学组组长、中华医学会整形外科学分会干细胞临床转化应用学组副组长、中国医师协会美容与整形医师分会干细胞与再生医学专业委员会副主任委员、国家科学技术奖励评审专家、国家自然科学基金评审专家、《中华整形外科杂志》编委、*Plastic and Reconstructive Surgery*中文版编委、《中国美容整形外科杂志》副主编。

前　言

　　整形外科由两大分支组成：一为治疗人体组织、器官畸形和缺损的修复重建外科；一为改善人的容颜和形体的美容外科。我国整形外科的规模性发展开始于中华人民共和国成立时，在对战争导致的伤残兵员治疗中获得了发展契机，并随之带来了显微外科、颅颌面外科等亚专业的发展与成熟。近年来，人们的生活水平不断提高，美容外科迎来了前所未有的发展机遇，我国已超越巴西成为世界第二大医美产业国家。整形外科这一最年轻的外科学分支越来越凸显出其在医疗领域的重要性，随着细胞治疗和组织工程技术等的发展，这一学科也必然迎来新的发展契机。

　　中国医科大学附属第一医院整形外科早在 20 世纪 50 年代即开展了耳、鼻、唇畸形及缺损，以及唇腭裂、烧伤瘢痕等修复技术，是国内较早开展整形外科手术的单位之一。过去的半个多世纪里，一直承担着区域性疑难重症的诊治，开展了几十项医疗特色技术，是辽宁省内唯一的博士学位授权点、连续四届省主任委员单位、辽宁省主诊医师考评主任委员单位。

　　本书精选科室日常开展临床项目中的典型病例，以之为索引为读者展现整形外科各类病种诊断、治疗精要，内容几乎涵盖了整形外科所有常见亚专业。从先天畸形到创面修复，从软组织整形到颌骨重塑，从开放式的美容手术到时下热度最高的微整注射等，均有阐述。本书文字通俗易懂，对诊断和手术重要环节做了较详细的描述，希望能为读者了解整形外科、学习整形外科技巧带来助力。本书由 15 名我科骨干医师合力完成，书中不当之处，请读者不吝赐教。

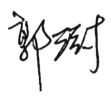

目　录

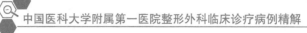

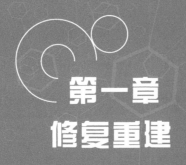

第一章
修复重建

创面修复 1 例

病例介绍

　　患者男性，58 岁，以"左足底创面 6 个月未愈"为主诉入院。

　　患者 6 个月前左侧足底被锐器刮伤，深度不详，当时未在意，未诊治，后反复破溃出血，于外院清创、长期换药，创口长期不愈合（图 1-1-1）。专科查体：左足底可见 13cm 长缺损，最宽处达 6cm，深达骨膜。手术创面清创后，根据皮肤缺损情况，部分非承重区创面先行一期植皮（图 1-1-2），深达骨膜且伴感染区域持续

笔记

换药、抗感染治疗，设计腓肠神经营养血管逆行岛状皮瓣修复足部创面（图1-1-3），术后皮瓣顺利成活，伤口愈合可（图1-1-4）。

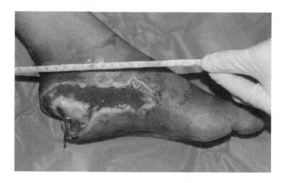

图1-1-1　足底缺损

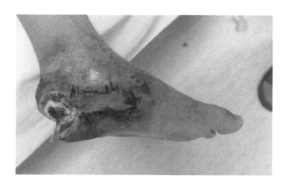

图1-1-2　足底缺损清创，部分植皮后

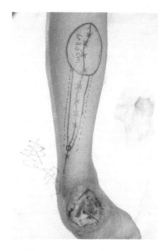 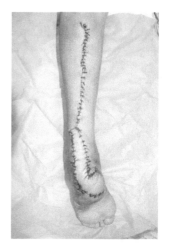

图1-1-3　术前设计　　　　图1-1-4　术后效果

笔记

临床讨论

由于解剖和功能特点，足跟与足踝部损伤后伤口愈合非常困难。其骨质与皮肤相邻，皮下软组织少，伤后易引起软组织缺损，骨关节、肌腱外露等并发症。伤后常合并感染，导致创面因缺乏皮肤的保护而久治不愈，患者病情反复，预后较差，给患者及其家庭造成经济和精神上的双重压力。难愈性创面的特点与修复难点在于创面局部缺乏良好的血液供应、新生血管的缺乏、周围组织长期反复炎症刺激，造成纤维组织增生，瘢痕形成。皮肤和皮下组织萎缩变薄，骨、软骨裸露，死腔存在，骨质反复炎性增生，创面难愈或不愈。

对于这类患者，皮片移植已无法满足要求，控制感染和修复缺损是治疗的重点。游离皮瓣修复在足跟损伤伴软组织缺损患者的临床治疗中广泛使用，但常存在各种缺点，如创伤大、风险高、瘢痕组织大、易磨损、学习曲线漫长、需要牺牲主干血管等。从20世纪90年代报道小腿皮神经营养血管皮瓣以来，该方法在治疗下肢皮肤软组织缺损领域有着良好的效果。该皮瓣的优点有：①腓肠神经营养血管解剖位置恒定，变异少，解剖位置表浅，不需要吻合血管；②不牺牲主干动脉，对供区组织血管影响少，皮瓣的血供得以保障，静脉回流充分；③供区皮瓣的质地、色泽与受区相似，在修复缺损的同时可以保证外观及受区感觉；④术中无须仔细解剖术区，分离动脉，降低手术难度，操作简便。

腓肠神经为感觉神经，其周围伴行的营养动脉口径为1.0～1.5mm。腓肠神经营养血管束在走行中得到腓动脉肌间隔穿支血管的吻合加强，最低的一个吻合约在外踝上5cm处。对于本病例患者，根据软组织缺损面积、范围及形状设计皮瓣面积和形态。取腘窝中点与跟腱至外踝中点，连线后即为皮瓣的轴心线（图1-1-5）。术前应用超声多普勒血流仪初步确定蒂部血管皮穿支的位置，并以最接近创面的穿支为转轴点，沿轴线设计皮瓣。

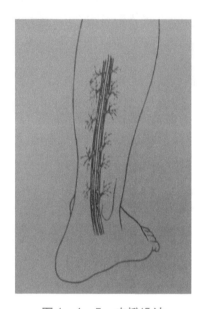

图1-1-5　皮瓣设计

在皮瓣切取过程中，首先沿皮瓣设计线切开皮瓣近端，找到小隐静脉即腓肠神经后，结扎近端小隐静脉及伴行的皮动脉，于深筋膜下由近至远掀起皮瓣，形成远端为蒂的逆行岛状皮瓣。蒂部包含腓肠神经及小隐静脉，同时皮瓣蒂部可略带些皮蒂。皮瓣通过皮肤切开后的开放隧道旋转至受区，供区宽度不超过6cm可直接缝合。

切开皮瓣的操作需谨慎，局部皮瓣与受区周围皮肤间存在相互牵拉的作用力，最初设计的切口部位与皮瓣转移完成后，切口线所在的部位会有一定程度的偏移，偏移程度与局部皮肤弹性、松动性及潜行剥离范围有关，应当在皮瓣设计时考虑到这一因素，使最终的瘢痕线留在预想的部位。对这种移位的精确预见能力与术者经验相关。

术中操作应轻柔，减少出血量和麻醉时间，避免扭曲蒂部，尽量降低术中和术后风险；术后 48 小时内严密监测皮瓣情况和患者生命体征，以防止皮瓣坏死、血肿、感染和各种危险的发生。

因小腿大片皮肤组织逆行转位，静脉和淋巴回流遭到破坏，静脉回流障碍导致术后易出现较长时间的肿胀，甚至皮瓣青紫坏死，因此在术闭包扎时，对瓣体进行适当的加压包扎，以帮助静脉回流，防止皮瓣肿胀，但蒂部则需尽量宽松。术后可稍抬下肢以促静脉回流。

病例点评

该类病例诊断明确，在治疗中应当根据缺损的部位、大小、局部组织状况进行综合考虑。本病例中组织缺损深至骨面，且位于足跟，需要大组织量及充足的组织厚度才能满足生理需求，轴型皮瓣血运丰富，可以携带足够量和厚度的组织，适合该病例。除此之外，也可以通过游离皮瓣来治疗（参考第一章巨大肿瘤术后修复病例方案）。

（唐明睿）

瘢痕修复 1 例

病例介绍

患者女性，50 岁，因前胸瘢痕 5 年入院。

5 年前因外伤形成前胸瘢痕，后自觉瘙痒，反复搔抓，伴破溃、流脓，5 年来瘢痕逐渐增大。查体：前胸可见 1 处约 10cm×6cm 大小瘢痕，突起于皮表，形状不规则，颜色红白相间，触之韧，表面见 1.0cm×0.6cm 破溃，见澄清液。目前诊断为前胸瘢痕。积极完善术前检查及术前准备，于局麻下行"前胸瘢痕周围皮肤软组织扩张器植入术"，术中于瘢痕上下缘植入 2 枚扩张器，分别为 300ml、100ml。术后患者恢复良好，扩张器规律注水，3 次/周，每次注水量为扩张器大小的 10%~15%，后期缓慢减少。2 个月后扩张器注水至 400ml、150ml，扩张皮肤无红肿及破溃，血运良好，皮肤软组织达到预期扩张水平，行二期手术，取出扩张器，形成扩张后皮瓣，切除瘢痕，扩张皮瓣直接推进将创面覆盖。术后皮瓣血运良好，10 天后拆线出院。术后随访皮瓣存活可，患者对治疗效果满意（图 1-2-1、图 1-2-2）。

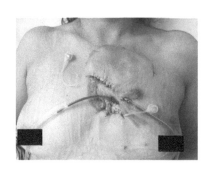
图 1-2-1　一期术后放置扩张器

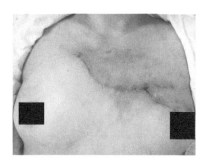
图 1-2-2　二期术后（拆线后）

临床讨论

自 1982 年 Radovan 等人首次报道皮肤软组织扩张器应用于乳房重建以来，因可提供与受区同质地、色泽、厚度和感觉的额外皮肤，修复后供皮区不易产生新的瘢痕和畸形，该技术已成为烧伤、整形外科常规治疗手段之一。

瘢痕增生不同程度影响患者的生活质量，有些患者瘙痒明显，影响睡眠，反复搔抓形成难治性溃疡，甚至恶变；部分患者瘢痕挛缩畸形，影响日常生活。随着生活水平和医疗水平的不断提高，满足美学要求，提高生活质量成了患者的要求之一。

瘢痕切除的修复，以往常采用的方法为皮片移植术、局部皮瓣转移术、远位及游离皮瓣转移术。皮片移植方法简单，取材方便，但供区和受区皮肤色泽、纹理、厚度存在差异，与周围正常组织有十分明显的差别，似一块补丁；术后出现色素沉着和皮片挛缩，继发畸形，影响疗效；供皮区护理困难，愈后瘢痕明显，这种方法对患者的生理和心理都会产生不良影响。局部皮瓣转移或远位及游离皮瓣转移术色泽、质地难以满足外观要求，且会造成供区瘢痕。

皮肤软组织扩张术是指将扩张器植入正常皮肤软组织下，通过注射壶向扩张囊内注射液体，用以增加扩张器容量，使其对表面皮肤软组织产生压力，通过扩张机制对局部的作用，使组织和表皮细胞的分裂增殖及细胞间隙拉大，从而增加皮肤面积，或通过皮肤外部的机械牵引使皮肤软组织扩张延伸，利用新增加的皮肤软组织进行组织修复和器官再造。利用皮肤扩张术修复躯干瘢痕，扩张产生的皮肤颜色、质地、结构和毛发均与受区相匹配，不仅能使外观及功能得到改善，且供区可直接缝合，不产生新的瘢痕，术后效果自然，是一种理想的手术方法。

瘢痕应用扩张皮瓣修复成功的关键在于术前准确的设计。主要包括：①瘢痕区面积的测量。术前标记瘢痕的边界，测量长宽值。②切口的设计。在病变的邻近区域埋植扩张器，切口可选择正常组织与病变交界处，或病变组织一侧距交界 1～2cm 处。切口一般与扩张器的边缘平行，切口长度以充分暴露拟剥离的腔隙，而不越过

笔记

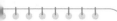

病变范围为度，以利于术中彻底止血。植入扩张器时皮肤切口应尽量小，将扩张皮瓣设计在扩张后易于推进和转移处，并使扩张器的长轴与拟修复区长轴平行。③扩张器的选择。扩张器植入前必须预先设计好扩张后皮瓣的转移方向和角度，并根据瘢痕切除后缺损面积、部位和形状确定扩张器的容量、形状和植入部位、方向。躯干扩张时修复 $1cm^2$ 的缺损需要 3.5~5.0ml 的容量，但术前要充分考虑到扩张后皮瓣修剪时出现的不同程度浪费，故选择的扩张器要尽量大些，以获得足够的组织量。如果扩张器容量选择不够大，而仅仅通过超量注水来提供"额外"组织，最终导致组织量不充分，从而影响治理效果。

由于本病例瘢痕形状不规则，上下长度不等，患者诉求为一次性解决前胸瘢痕，拟在瘢痕上下缘分别埋植扩张器。考虑瘢痕上缘正常皮肤组织量足够，拟埋植 300ml 扩张器以充分扩张正常皮肤；瘢痕下缘两侧为乳房，于胸骨中线与三、四肋交界处埋植 100ml 扩张器，以补足缺损面积。一般情况下在缺损或病灶一侧正常组织尽可能植入大一些的扩张器，但对于面积较大或形状不规则的病灶，可将其视为一个较大长方形病灶及多个小长方形病灶，根据每一个小的病灶或缺损区确定扩张的形状，几个扩张器的联合应用也能取得较好的效果。选择扩张器的个数根据具体情况决定。

注射壶内置还是外置的讨论由来已久。有学者认为，因注射壶外置，在长期注水过程中，消毒不彻底，无菌操作不严格，导致导水管在扩张腔隙及外界环境中反复滑动，外界环境中的细菌经导水管或注射壶逆行进入扩张间隙，造成逆行感染。笔者认为，在对外置的注射壶处理得当（每次注水时注意局部护理）、患者为成年人且依从性好的情况下，由注射壶外置引起的感染概率并不会增加。

注射壶外置可避免患者注水时遭受反复扎针之痛苦，减少术中剥离面积，最大可能减少手术创伤，注水方便，并且可完全杜绝注射壶倒置。

血肿是扩张器埋植后最常见的并发症之一。血肿多数发生于埋植扩张器后 24 小时内。在应用皮肤扩张术治疗瘢痕的过程中，如能注意以下问题，可有效避免并发症的发生：①掌握层次。头皮扩张时扩张器埋植于帽状腱膜深面、骨膜表面，面颊部埋植于皮下组织深面、SMAS 层浅面，颈部位于颈阔肌的浅面或深面，本病例即埋植于深筋膜浅面。避免剥离埋植腔隙时层次不清。②术中止血彻底。仔细检查所有创面，防止活动性出血点的存在。③放置负压引流，保持引流通畅。负压引流管要放置在剥离形成腔隙的最深部，为防止产生新的瘢痕，于瘢痕内设计引流管出口，可在二期手术同时去除。在切口处缝合固定以防术后脱落，保持持续的负压存在，待引流液清淡后拔除引流管。

在一期术中已开始了注液扩张，术中扩张囊内的注射量视扩张器容量、皮肤的松弛度而定，一般为扩张器大小的 10%～20%。每次注水的时间间隔目前尚无统一标准，笔者习惯术后注水 3 次/周，每次注水量以扩张囊对表面皮肤产生一定压力，而又不阻断表面皮肤的血流为度，约为 10%。注水遵循"先快后慢、先多后少"的原则，后期注水量约为扩张器容量的 120%～150%。注水期满后应留置扩张器 2 周以上，再行二期手术，使扩张皮瓣有充分的修复和再生时间，从而使扩张后的皮肤有足够厚度，减少扩张后皮肤的挛缩。

在行瘢痕切除、扩张器取出、扩张皮肤转移时应局部旋转或直接推进皮瓣修复，尽量少做附加切口影响皮瓣血运，且皮瓣张力不可过大。术中缝合张力适中，避免张力过大致创缘坏死，术后适度加压包扎，但不宜包扎过紧，防止缺血坏死。拆线后按摩切口，及时应用抑制瘢痕增生药物。

皮肤软组织扩张术对患者心理的影响贯穿于整个扩张过程，注水后的胀痛感是最典型的局部症状，扩张皮肤隆起给患者带来巨大社交压力，紧张、焦虑是常见的心理状态。患者对皮肤软组织扩张术有很高的期望值，如治疗时间长，费用相对高，或稍有不顺，患者即会产生心理负担，即使治疗效果不错，也会觉得效果不佳。因此，在全治疗过程中应注意安抚患者情绪，多多关怀患者。

🏥 病例点评

皮肤软组织扩张技术是整形外科史上里程碑式的发明，为广大整形外科医生解决了"巧妇难为无米之炊"的难处！发展至今，皮肤软组织扩张技术联合皮瓣预制与预构，结合干细胞研究和组织工程学理论，焕发出新的光彩。本病例是结合软组织扩张技术治疗瘢痕的经典案例，通过组织扩张达到提供软组织和切口减张的双重功效，有效控制病理性瘢痕复发。

瘢痕的治疗是整形外科永恒的话题，也是研究热点。现今瘢痕的治疗方案是多手段联合治疗，组织扩张、手术、浅部 X 线照射、压力治疗、注射治疗、激光治疗等联合应用，能有效控制顽固性病理瘢痕的产生与复发。如何有效结合多种方法，还需根据患者具体情况具体分析。

（唐明睿）

颌面骨折 2 例

病例 1 颧骨上颌骨骨折

📋 病例介绍

患者男性，36 岁，外伤伤及面部 4 天入院。

颌面部 3D-CT：左侧上颌窦壁多发骨折，左眶下缘受累，左侧颧弓骨折。口内咬殆关系正常，无牙缺失。张口可容 3 指。眼睑无肿胀，眼球向四周活动自如，无复视，视力无减退。颧骨颧弓处稍肿胀，有压痛。颧骨颧弓区感觉麻木。诊断为左侧颧骨上颌骨骨折，左侧颧骨骨折。积极完善患者术前检查及术前准备，于全麻下行"面骨骨折切开复位内固定术"，取 1 枚 4 孔 4 钉钛板固定左侧眉弓，1 枚 4 孔 4 钉钛板固定左侧眶下缘，1 枚 6 孔 5 钉钛板恢复左侧颧骨颧弓连续性，1 枚 4 孔 4 钉 L 型钛板固定左侧上颌窦前壁，共计 4 板 17 枚钛钉。术毕，术后患者安返病房，术后恢复良好。7 天后拆线出院（图 1-3-1～图 1-3-4）。

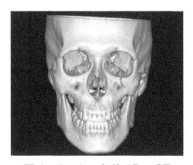

图 1-3-1 术前 3D-CT

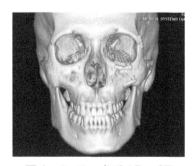

图 1-3-2 术后 3D-CT

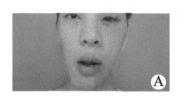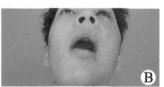

图 1 - 3 - 3　患者术前正面照、仰头照

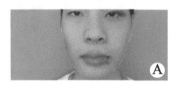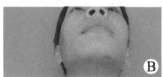

图 1 - 3 - 4　患者术后正面照、仰头照

临床讨论

　　上颌骨骨折多为较大外力损伤或高处坠落伤引起。常与邻近骨同时发生骨折，也可同时发生颅底骨折及颅脑损伤。上颌骨是面部中心骨骼，结构较薄弱，内有大窦腔，附于颅底，呈支架结构，致伤后常伴发邻近结构和颅脑创伤。上颌骨非火器性骨折一般分为低、中、高位三种类型；火器性骨折多为开放性，临床上无典型分类，可有粉碎性或洞穿性等。上颌骨血运丰富，愈合能力和抗感染能力强，应争取尽早重定与固定。其临床表现除具有一般骨折创伤的共同症状，除肿胀、疼痛、出血，淤斑、移位、畸形等外，还有其特殊的临床表现。①骨折段移位。上颌骨除翼内肌和翼外肌附着外，无强大肌肉附着，上颌骨骨折后，骨折段的移位，主要决定于骨折的类型和创伤力的强弱、打击方向和颌骨本身的重量。与下颌骨有明显不同，因下颌有强大的升颌肌群和降颌肌群附着，骨折段

笔记

移位的主要因素是肌肉牵拉。而上颌骨除翼内肌和翼外肌对其有影响外，其他附着于上颌骨的肌肉皆较薄弱，对骨折段影响不大。翼外肌和翼内肌常将骨折段向后、下牵拉，上颌骨骨折段由于本身的重量，也向下垂，因此上颌骨骨折后常使面中 1/3 变长，也就使整个面形变长。LeFort Ⅲ 型骨折，颅面分离的病例面中部伸长畸形尤为明显。上颌骨如连同颧骨、颧弓发生骨折，颧弓上附着的嚼肌可将颧弓和上颌骨向下牵拉，上颌骨骨折后，一般向后、内方移位，上颌骨向后方移位，则出现面中部凹陷，较少向侧方移位。如骨折段完全分离，骨膜撕裂较广，骨折段可仅由软组织悬挂而下降，直至上牙与下牙的咬殆相接为止。如上颌骨仅为线状裂缝骨折，则不发生移位。②咬殆错乱。上颌骨骨折段发生移位后，常出现咬殆错乱。上颌骨骨折段向下、向后移位，常使后牙与下颌牙早接触，使前牙呈开颌状态。如上颌骨骨折段被推向后内上方，则可使面形缩短，前牙呈对刃颌或反颌状态。如一侧上颌骨发生中间裂开和横断骨折而下垂时，则患侧牙齿出现早接触或偏颌，健侧牙齿无接触而呈开颌状态。③口、鼻腔出血。这是上颌骨骨折合并口、鼻腔黏膜撕裂所致，其中以鼻腔和鼻旁窦黏膜创伤机会较多。如口腔无破损，出血少时，仅由鼻孔渗出，出血多时，则同时由鼻后孔经口腔流出。此症状除 Ⅰ 型骨折出现较少外，Ⅱ 型、Ⅲ 型骨折均多见。上颌骨低位骨折时，上颌前庭沟或腭部黏骨膜如有撕裂伤，可出现口腔渗血。④眶周淤血。LeFort Ⅱ 型、Ⅲ 型骨折，由于骨折线周围渗血和出血波及眼眶四周疏松的皮下组织、眼睑及球结膜，使围绕眼球的区域呈青紫色淤斑，故称为"眼镜症状"。此症状随着血肿区吸收，颜色就由青紫变为浅黄色，而后恢复正常。⑤视觉障碍。上颌骨不典型 LeFort Ⅱ 型骨折波及眶底时，可改变眼球的位置。

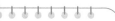

常使患侧眼球下降，左、右眼不在同一水平位置，则出现复视现象。如损伤动眼神经或外展神经，可使左、右眼球动度不协调，也能造成视觉障碍。如眼球或视神经受创，则将发生失明。⑥合并颅脑创伤。上颌骨与颅脑紧密相邻，严重的上颌骨创伤可合并不同程度的颅脑创伤，高位颅面分离骨折时，并发的颅脑创伤更重。如颅前凹有骨折，骨折线经过蝶窦、额窦或筛窦时，硬脑膜撕裂，蛛网膜腔内脑脊液可由鼻孔流出，形成脑脊液鼻漏。如上颌骨骨折合并耳岩部创伤，还可出现脑脊液耳漏。

颧骨颧弓骨折是发生于以颧骨为中心的颧骨复合体的骨折，通常是交通事故或斗殴引起的颧骨复合体与周围骨结合薄弱区的骨折，可单发或伴发其他部位骨折。颧骨颧弓骨折主要影响患者的面型和外貌，部分情况下可造成张口受限，影响口腔功能。颧骨颧弓骨折开放复位固定手术入路选择对于预后非常重要，为了兼顾功能和美观，现在大多选用冠状切口或半冠状切口辅以局部小切口，术后大多数患者颧弓部面型可以恢复到较为理想的形态。颧骨骨折和颧弓骨折是颌面常见的骨折之一。颧骨与上颌骨、额骨、蝶骨和颞骨相关联，颧骨体本身很少发生骨折，骨折线常常发生在周围薄弱骨，常形成以颧骨为中心的邻近骨骨折，因此在描述该区域骨折时，也称为颧眶复合体骨折、颧上颌复合体骨折。由于颧弓由颧骨颞突和颞骨颧突构成，单纯颧弓骨折常累及这两块骨，故将其一并包括在颧骨复合体骨折内。颧骨颧弓位于颜面正侧方最突出的位置，最易受到打击致伤。颧弓骨骼细窄，因此，更易发生骨折。颧骨参与眼眶底壁、上颌突及颞窝的形成，最薄弱区位于颞骨的颧突处。损伤后，可同时发生上颌骨骨折，重者有颅脑损伤。伤后尽早重定，术后疗效更佳。

颧弓骨折的临床表现有：①颧面部塌陷畸形。颧骨、颧弓骨折后骨折块移位主要取决于外力作用的方向，多发生内陷移位。在伤后早期，可见颧面部塌陷，两侧不对称，随后由于局部肿胀，塌陷畸形可能被掩盖，易被误认为单纯软组织损伤。而肿胀消失后，又出现局部塌陷畸形。典型单纯的颧弓骨折亦可存在塌陷畸形。②张口受限。由于骨折块发生内线移位，压迫了颞肌和咬肌，阻碍冠突运动，导致张口疼痛和开口受限。③复视。颧骨构成眶外侧壁和眶下缘的大部分。颧骨骨折移位后，可因眼球移位、外展肌渗血、局部水肿、撕裂的眼下斜肌嵌入骨折线中限制眼球运动等原因发生复视。④神经症状。眶下神经走行的部位正好是颧上颌骨的连接处，因此，颧骨上颌突的骨折移位可造成眶下神经的损伤，使该神经支配区域出现麻木感，如同时损伤面神经颧支，可发生眼睑闭合不全。⑤淤斑。颧骨眶壁骨折时，眶周皮下、眼睑和结膜下出现出血性淤斑。值得指出的是，由于颧骨骨折多与邻骨骨折同时发生，包括上颌骨、颞骨颧突和蝶骨，又常称为颧骨符合体骨折。

1. 上颌骨骨折的治疗

早期处理：上颌骨骨折的伤员应特别注意有无颅脑、胸及腹腔等处合并伤，有严重合并伤的伤员，以处理合并伤为主。对上颌骨的创伤可先做简单应急处理，以减轻症状，稳定骨折片，待后期复位治疗。应用抗生素控制感染。上颌骨骨折时由于骨折段向下后方移位，将软腭压于舌根部，使口腔、咽腔缩小，同时鼻腔黏膜肿胀、出血，鼻道受阻，都可引起呼吸困难，应特别注意对窒息的防治。

复位与固定：上颌骨骨折的专科治疗措施是复位与固定。治疗

笔记

原则是使错位的骨折段复位，并获得上、下颌牙的原有咬殆关系。牵引固定3~4周。

（1）复位方法

①手法复位：新鲜单纯性骨折早期，骨折段易活动，借助于上颌骨复位钳，易将错位的上颌骨回复到正常位置。②牵引复位：骨折后时间稍长，骨折处已有部分纤维性愈合，或骨折段被挤压至一侧或嵌入性内陷，或造成腭部分裂，向外侧移位，用手法复位不能完全回复到原有位置，或一时无法用手法复位，则可采用牵引复位。③手术复位：如骨折段移位时间较长，骨折处已发生纤维愈合或骨性愈合，用上述两种方法都难以复位时，则需采用手术复位，即重新切开错位愈合的部位，造成再次骨折，而后用合适器械撬动、推、拉，使骨折段回复到正常解剖位置，尽量做到解剖复位。

（2）固定方法

上颌骨骨折的固定方法有几种类型，原则是利用没有受伤的颅、面骨固定上颌骨骨折段，同时做颌间固定，以恢复咬殆关系。固定方法较多，常用的有以下几种。①颌间牵引固定及颅颌固定：于上下牙列上安置有挂钩的牙弓夹板，使骨折段复位后按需要的方向和力量在上下颌之间挂若干橡皮圈进行固定，并以颅颌弹性绷带或颏兜将上下颌骨一起固定于颅骨上。上颌骨骨折一般固定3周左右。②切开复位坚强内固定：在开放性上颌骨骨折、上颌骨无牙可做固定、上颌骨多发及粉碎性骨折或骨折处已发生纤维性愈合的病例，均可采用切开复位，复位后以微型或小型钛板行坚强内固定。

2. 颧骨骨折的治疗

①非手术治疗：颧骨、颧弓骨折后如仅有轻度移位，畸形不明显，无张口受限及复视等功能障碍者，可不行手术治疗。凡有张口

受限者均应行复位手术。虽无功能障碍而有显著畸形者也可考虑进行手术复位。

②手术治疗：颧骨和颧弓骨折治疗主要为手术复位。颧骨和颧弓骨折后，凡有功能障碍者，都应进行复位治疗。如无移位或移位不明显，又无功能障碍，也可不做特殊处理。颧骨和颧弓骨折复位后，为防止骨折段再移位，应适当限制张口运动，避免碰撞，睡眠时应采用健侧卧位。

🏥 病例点评

颧上颌骨部位由于骨质较薄弱，在外力作用下容易造成骨折，且其血运丰富、邻近重要组织器官如腮腺、眼、鼻、脑等，容易发生出血和副损伤，在诊疗时当首先关注患者整体状况。该病例为较常见的典型颧上颌骨复合体骨折，结合成熟的坚固内固定技术，对骨折部位进行了精准的解剖复位，手术效果良好。

现代颌骨手术结合数字化技术和术中导航技术，对颌骨复位有更精确的指导，尤其对于颧点高度和对称性的恢复方面，显著优于传统手术。

病例 2　下颌骨骨折

📋 病例介绍

患者男性，36 岁。患者 1 天前因车祸致头面部外伤及左前臂尺骨骨折，伤后出现意识不清，数分钟后恢复。

专科检查发现患者双侧面部外形不对称，左侧下颌部肿胀明显。开口重度受限，口内咬殆关系紊乱，无牙缺失。左侧下颌麻木，压痛明显。辅助检查：行上、下颌骨平扫3D-CT（64排）可见：下颌骨颏部、左侧下颌支骨折。积极完善患者术前检查及术前准备，于全麻下行"下颌骨骨折切开复位坚固内固定术"，以两枚4孔钛板4枚钛钉固定左侧上颌骨髁突。见下颌骨左三号牙至右侧颏孔区斜形骨折线，去除肉芽组织，充分松解骨折片，行颌间结扎固定，见咬殆关系恢复好，以一枚4孔钛板4枚钛钉固定下颌应力带，以一枚6孔钛板6枚钛钉固定下颌骨张力带，解除颌间结扎，见咬殆关系良好，开口恢复正常。术后恢复良好，术毕患者安返病房。7天后拆线出院（图1-3-5、图1-3-6）。

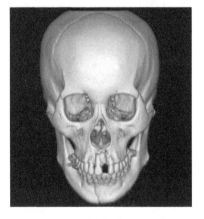 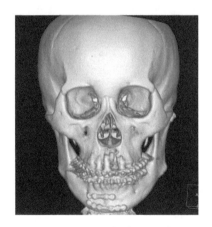

图1-3-5　术前3D-CT　　　图1-3-6　术后3D-CT

临床讨论

下颌骨位居面下1/3，位置突出，易受到打击致伤，下颌骨骨质坚实，但存在几个解剖薄弱区域，在直接或间接暴力的打击下，容易在这些部位发生骨折。由于下颌骨是颌面部唯一能动的大骨，且参与颞下颌关节的构成，因此伤后对咀嚼功能的影响较大。

1. 骨折段移位

下颌骨骨折后，肌的牵拉是骨折段移位的主要因素。①颏部正中骨折：骨折线可为单一的，也可为多骨折线和粉碎性骨折。单发的正中骨折由于骨折线两侧的牵引力量基本相等，常无明显错位；如为双骨折线，正中骨折段由于颏舌肌和颏舌骨肌的牵引，骨折片可向下后移位；如为粉碎性骨折，或有骨质缺损，两侧骨折段由于下颌舌骨肌的牵引而向中线移位。注意后两种骨折都可使舌后坠而引起呼吸困难，甚至有窒息的危险。②颏孔区骨折：单侧颏孔区骨折，骨折线多垂直，将下颌骨分成长短不同的 2 个骨折段，断骨折片上附着有一侧的全部升颌肌（咬肌、翼内肌、颞肌），主要牵拉力使段骨折段向上、向内移位。③下颌角部骨折：下颌角部骨折后将下颌骨分为长骨折段和短骨折段。如骨折线位于咬肌和翼内肌附着之内，骨折片可不发生移位；若骨折在这些肌附着之前，则短骨折段向上移位，长骨折段因降颌肌群的牵拉，向下、后移位。④髁突骨折：髁突骨折在下颌骨骨折中所占比例较高，为 17.0% ~ 36.3%。一侧髁突骨折时，耳前区有明显的疼痛，局部肿胀、压痛。以手指深入外耳道或在髁突部触诊，如张口时髁突运动消失，可能有骨折段移位。低位骨折时，由于翼外肌的牵拉，髁突向前内移位；严重者，髁突可从关节窝内脱位，向上进入颅中窝。双侧低位骨折时，2 个髁突均被翼外肌拉向前内方，双侧下颌支被拉向上方，可出现后牙早接触，前牙开𬌗。

2. 出血和血肿

严重者可使舌上抬，并使舌后坠发生呼吸道梗阻。下牙槽神经也可断裂或受压，致使患侧下唇麻木。

3. 功能障碍

咬𬌗紊乱，张口受限，局部出血、血肿、水肿、疼痛等，致使咀嚼、呼吸、吞咽、语言等功能障碍。严重的颏部粉碎性骨折，可发生呼吸窘迫和呼吸道梗阻，必须引起足够的重视。

4. 骨折段的异常活动

绝大多数伤员可出现骨折段的异常活动，但少数伤员无明显移位时，可无明显活动。医师可用双手握住骨折处两侧骨折段，轻轻向相反方向用力，可感觉到骨擦音和骨折段活动。

常规拍摄下颌骨侧位片、后前位片和全景片。髁突骨折的伤员应拍摄颞下颌关节片，必要时拍摄颞下颌关节断层片和 CT 片，从而明确骨折类型、范围和性质及有无邻近骨骼的损伤。下颌骨骨折诊断并不困难，但应注意骨折后的一些并发症，如髁突区受到严重创伤，可同时伴有颞骨骨板的损伤，致使此区肿胀明显，外耳道流血；如合并颅中窝骨折时，可出现脑脊液耳漏，应注意鉴别。

下颌骨骨折的治疗目标是解剖复位下颌骨骨折，恢复并保持正常的咬𬌗。治疗原则是正确的复位和可靠的固定。儿童因乳恒牙交替后咬𬌗关系还可以再次调整，故要求不像成人那样严格。无牙以恢复全口义齿的正常咬𬌗关系为标准。常见的治疗方式有：

1. 闭合式复位和固定

复位的方法有：①手法复位。对于早期简单的线形骨折，骨折段比较松动，局麻下手法即可复位。②牵引复位。常见颌间牵引复位，即在上下颌牙列上结扎牙弓夹板，然后用橡皮圈进行牵引，以咬𬌗为依据，使移位的骨折段回复到正常位置。髁突骨折伴有下颌后缩、前牙开𬌗的患者，可用此方法进行复位。

固定的方法：①单颌固定。即在发生骨折的下颌骨上进行牙间或骨间固定，适用于无明显移位的线形骨折。②颌间固定（牵引）。颌间固定是在上、下颌牙弓上结扎牙弓夹板，然后用橡皮圈将上下颌骨固定在一起，以上颌完好的牙弓为依据，恢复咬殆关系，从而恢复下颌骨的连续性。

2. 切开复位和内固定

①下颌小型板系统固定。下颌骨颏部、下颌体及下颌角单发骨折小型板固定为单层皮质骨固定，不会损伤下齿槽神经管，而且板易弯制成形，并按张应力轨迹放置。②下颌骨骨折拉力螺钉固定。拉力螺钉固定是以最小的植入体获得最大的稳定性。临床主要用于下颌体斜断面骨折、颏部骨折、下颌角垂直断面骨折、髁颈下骨折和游离骨折块固定。③发生于颏/颏旁及下颌体的广泛粉碎性骨折重建接骨板。主要用于连接骨折区两侧的骨段，骨折区内的小骨片可以用小型或微型接骨板连接，也可以直接用螺钉做穿接固定。

3. 骨折线上牙齿的处理

保留骨折线上的牙齿除了可以有效帮助骨折复位和固定、防止骨折段的错位，还有利于牙弓外形的正确恢复。拔除骨折线上可以保留的牙齿会造成骨组织的损伤、干扰正确的复位和固定。除影响复位的下颌智齿、有明显感染的牙齿及牙颈部以下折断的牙齿，应尽量保留骨折线上的牙齿，以利于骨折的复位固定和后期的咬殆重建。如有明显松动、折断或严重龋坏应拔除。骨折局部应有足够的软组织覆盖。

4. 无牙下颌骨骨折的治疗

无牙下颌骨骨折的处理较为困难，首先无牙可供简便的颌间固定；同时由于长期缺牙，可致牙槽骨萎缩，下颌骨体部变得细小，骨折时受肌肉的牵拉，骨折段更易移位。对于年龄较大、有全身系统性疾病的患者，可以利用原有的上下颌全口牙托或塑料牙托夹板做颌周栓丝结扎固定，但稳定制动不可靠，甚至可以引起软组织的压迫性坏死。移位明显的无牙下颌骨骨折，在全身情况容许的情况下，一般均应做开放复位内固定，应选择固位力较强的板钉系统进行固定。

5. 儿童下颌骨骨折的治疗

儿童下颌骨骨折处理必须考虑以下问题：①儿童下颌骨的皮质骨较薄，常为不完全骨折或青枝骨折，最好采用手法复位和简便的制动方法。②儿童的牙列及咬𬌗关系尚未稳定，因此咬𬌗关系恢复的要求不像成人那样严格，咬𬌗关系可在后期自行调节恢复。③儿童的下颌骨正处于生长发育过程中，对骨折进行的任何形式的手术干预都可能影响颌骨的发育。上述原因决定儿童下颌骨骨折首先应考虑保守治疗。但是，对于移位明显的下颌骨骨折还应考虑手术切开复位内固定，可考虑选择可吸收板钉进行固定。

🏥 病例点评

下颌骨骨折畸形明显，影响咬𬌗及张口，易于诊断。治疗目标以恢复功能为主，该病例为典型的下颌骨体旁正中骨折，利用微型钛板进行了精准有效的坚固内固定，有利于患者早期进食和正常生活。

（佟　爽）

巨大肿瘤术后修复 2 例

病例介绍

病例 1

患者男性，33 岁。出生时即被家人发现左足底黑痣，约 2cm × 1cm 大小。随年龄增长缓慢增大，未予特殊治疗，近 3 年患者自觉黑痣增长较前迅速，来我院就诊。专科查体：左足底可见 1 处皮肤肿物，色黑，自腓侧足趾至胫侧足弓部，约 13cm × 12cm 大小，边界清晰，表面光滑（图 1-4-1），压痛（-）。行病理活检，提示为皮内痣。诊断为"左足底巨痣"。行"左足底巨痣切除、股前外侧皮瓣游离移植、自体皮片游离移植术"（图 1-4-2、图 1-4-3），术后皮瓣、皮片血运良好，患者痊愈出院（图 1-4-4）。

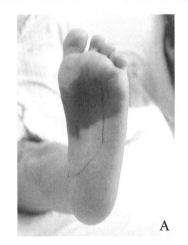
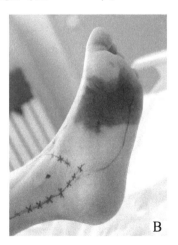

A B

图 1-4-1 患者术前正侧位图

笔记

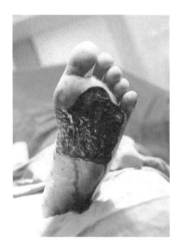
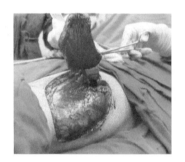

图 1-4-2 足底巨痣切除后　　图 1-4-3 股前外侧皮瓣切取

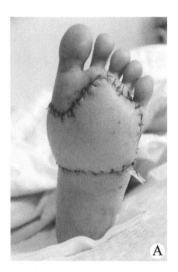
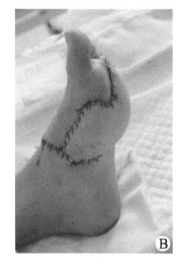

图 1-4-4 术后足底正侧位

病例2

患者女性，54 岁。10 年前发现骶尾部皮肤隆起，可触及 1 枚蛋黄大小包块，无痛痒等不适，未治疗。6 年来反复搔抓，肿物中央破溃流血，病理活检提示为"隆突性皮肤纤维肉瘤"。专科查体：骶尾部可见 12cm×11cm 不规则斑块，表面不光滑，触之结节感。质软，中央可见不对称分叶状肿物，表面脱屑、破溃，伴血性渗出物（图1-4-5）。诊断为骶尾部隆突性皮肤纤维肉瘤。行"骶尾部隆突性皮肤纤维肉瘤扩大切除、游离背阔肌皮瓣转移修复术，自体皮片游离移植术"（图1-4-6）。术后皮瓣、皮片血运良好，患者痊愈出院（图1-4-7）。

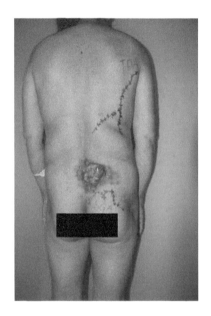

图1-4-5 患者术前骶尾部皮肤肿物及超声定位下血管走行

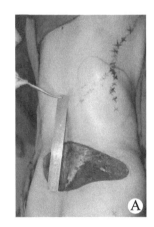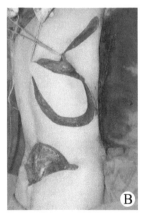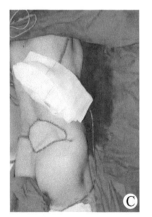

A. 切除肿物后缺损；B. 于背阔肌取皮瓣；C. 术后即刻。

图1-4-6 手术过程

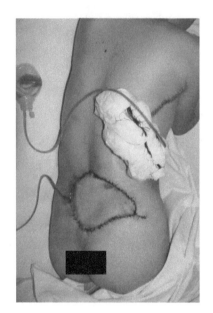

图 1-4-7　患者术后

临床讨论

病例中由于体表病损的切除，造成了巨大、多层次缺损，邻近组织无法提供足够组织量，因而采取游离皮瓣移植来解决。

背阔肌皮瓣因胸背血管和肩胛下血管系统的解剖恒定，血管口径粗，且血管蒂较长，可形成肌皮瓣、肌瓣等，可设计皮瓣面积较大，适合巨大创面的修复。背阔肌外侧缘是切取背阔肌皮瓣的重要定位标志，由胸背动脉供血，有 1~2 条伴行静脉。肌瓣受胸背神经支配，缝合胸背神经可重建动力肌功能。

对于骶尾部及足底承重部位，不仅要考虑创面的覆盖，还要注意恢复术区术后的功能，为了提高皮瓣移植成活率及术后效果，不仅对手术操作具有极高的要求，术前、术后的综合治疗也尤为重要。目前术前的准确定位甚为重要。部分学者术前采用彩色多普勒血流探测仪探测体表皮支血管走行、皮支穿出部位和皮支数目，对股前外侧皮瓣移植术前计划的制订和增加手术安全性具有重要意义。但彩色多普勒血流探测仪探测相对费时，操作者需要具备一定的技能，缺乏立体成像，判断细小皮支血管（＜0.5mm）的敏感性和准确度较低。数字化股前外侧皮瓣的可视技术近年来获得快速发展，但该技术要求通过血管造影、64层螺旋CT或MRI扫描、复杂软件重建，其价格昂贵、技术复杂、小皮支血管（＜0.5mm）亦难显示。术前如何构建皮支血管系统的三维立体成像，更加简单、准确地判断皮支血管类型，尚需深入研究。

进行游离皮瓣手术还有以下几点值得重视：

1. 重视术前准备。术前用多普勒血流探测仪探查穿支血管并进行定位，可缩短寻找穿支血管的时间，并提高准确率。术前积极纠正贫血、低蛋白血症，治疗基础疾病，尽可能使患者处于最佳状态。

2. 尽可能多吻合静脉。皮瓣切取面积大时，部分患者皮瓣静脉回流压力大，术后肿胀严重，易继发静脉危象。因此在进行皮瓣解剖时，要注意多保留几支皮下静脉。移植皮瓣面积越大，吻合回流静脉的数量应相对增多。

3. 术中密切监护，保证充足血容量。无论是切除肿物还是切取皮瓣，患者失血量不容忽视，因此术中积极输液扩容，保证血容量。

4. 术后积极的行"三抗"（抗感染、抗凝和抗痉挛）治疗，并采取措施预防DVT，加强患者全身营养状态，对于患者的恢复及手术效果也有极大帮助。

病例点评

体表巨大肿物切除后必然造成一定的皮肤软组织缺损，这种缺损往往严重影响病变部位的外形及功能，给患者生活质量带来很大影响。缺损的修复、重建是体表肿物根治性手术的重要步骤，有时甚至是手术成败的关键。常用的局部组织瓣或带蒂任意或轴型皮瓣能提供的组织量往往有限，这可能使手术医师在行肿瘤切除时有所保留，从而影响肿瘤根治的彻底性与预后；有些皮瓣供区位于面、颈、胸部等暴露部位，或肢体具有重要功能的部位，切取后对供区外形、功能影响较大；而某些皮瓣在旋转、移位的过程中易发生血运障碍，导致皮瓣坏死，进一步形成更大的缺损。显微外科技术及观念的发展，无疑为这一难题的解决带来了希望。由于游离组织瓣移植具有能提供充足组织量、易于塑形及就位、供区远离病灶部位、移植成活率高等诸多优点，在体表肿物切除术后缺损修复领域受到广泛关注。

（王玉新　徐　楠）

鼻畸形修复 1 例

📋 病例介绍

患者男性，30 岁，以"外伤后鼻畸形 8 个月"为主诉入院。

病史：患者 8 个月前因车祸伤及头面部，伤后行上颌骨骨折切开复位坚固内固定术，鼻骨粉碎性骨折，待二期修复。现为行鼻畸形整复、骨折坚固内固定物取出而再次入院。查体：面部基本对称，双侧眶下壁、梨状孔外侧缘、颧骨可触及内固定物，压痛（－）。鼻背扁平，左侧鼻背 1/2 处有一骨性突起，鼻额角大于 140°，鼻唇角约 75°，双侧鼻孔不对称，右侧较左侧大 2mm，鼻通气功能正常。患者入院后行"外伤性鼻骨畸形矫正、面骨骨折内固定物取出术"，术后3天患者痊愈出院（图1－5－1～图1－5－4）。

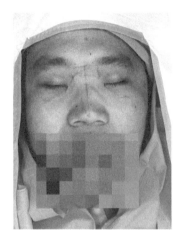

图1－5－1　术前设计

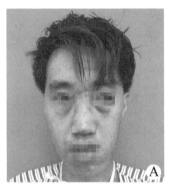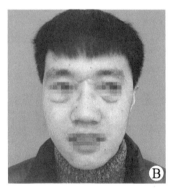

图1－5－2　术前（A）与术后3个月（B）正位对比

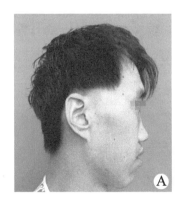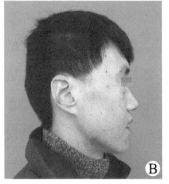

图1－5－3　术前（A）与术后3个月（B）侧位对比

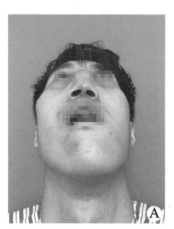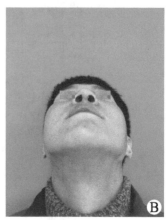

图 1-5-4 术前（A）与术后 3 个月（B）仰位对比

临床讨论

由于鼻部位于面部正中，组织成分多样，拥有许多解剖亚单位，任何一个亚单位的改变都会造成一定程度的鼻畸形，影响面部的整体形态。鼻畸形包括先天性和后天性，后天性的常见原因为肿瘤和外伤（先天性鼻畸形如唇裂鼻畸形）。肿瘤切除后的鼻畸形多涉及软组织和（或）软骨缺损，外伤性鼻畸形还常涉及鼻骨骨折。

根据是否涉及组织缺损，主要将鼻畸形修复分为两大类：①无组织缺损的鼻畸形修复：包括歪鼻、鞍鼻、驼峰鼻、阔鼻等，手术多仅涉及鼻骨和（或）软骨的截骨复位、去除、移植或鼻假体的植入；②有组织缺损的鼻畸形修复：此类鼻畸形修复相对来说更为复杂，尤其是需要鼻再造的鼻畸形，多需转移皮瓣或复合组织瓣，常用的皮瓣有局部鼻部皮瓣、鼻唇沟皮瓣、额瓣和游离皮瓣，复合组织瓣的软骨部分多选择耳软骨，对于鼻支撑不足的，可选用肋软骨。由于考虑到皮瓣的成活，此类鼻畸形的修复多不可能通过一次手术完成，需两次甚至两次以上的手术才能达到满意的效果。

　　该患者为鼻骨粉碎型骨折的患者，无法通过坚固内固定术进行修复，一期手术只能通过手法复位，同时鼻孔填塞和应用面罩以辅助固定的方法进行修复。由于无法达到解剖复位，因而需待6～12个月后行二期手术予以修复。此类患者术后往往会出现歪鼻、鞍鼻、驼峰鼻、阔鼻等畸形，而且大多会合并两种或两种以上鼻畸形。针对歪鼻大多需要截骨复位，鞍鼻需要行隆鼻术。此类驼峰鼻与发育性驼峰鼻不同，驼峰多不在鼻中线上，需截除或磨除多余的鼻骨。阔鼻则需行鼻缩窄术。

　　手术要点：

　　1. 标记鼻背线、眉间点、鼻根黄金点、鼻根点、鼻尖点（图1-5-1）；

　　2. 取鼻飞鸟形切口，沿软骨膜以浅掀起皮瓣，形成腔隙以植入假体，并显露解剖两侧大翼软骨；

　　3. 以骨锉磨除鼻骨高点；

　　4. 切取2cm长全层第6肋软骨，缝合固定于鼻嵴及大翼软骨内侧脚；

　　5. 修剪假体，插入鼻背腔隙；

　　6. 于右侧鼻基底与右鼻翼交界处切除梭形全层组织以缩小右侧鼻孔。

病例点评

　　鼻眶筛部位的骨折无论是一期复位还是二期修复都十分不易。结构脆弱松散、邻近鼻腔、额窦、筛窦，这些都为手术带来了巨大

31

难度。本病例一期通过坚固内固定辅助鼻腔填塞等方法恢复了鼻腔的完整性和封闭性,为二期手术提供了良好条件。

二期鼻修复时选择自体肋软骨材料,一方面自体材料抗感染能力更强,另一方面有充分的组织来对塌陷不规则的鼻骨进行更随意地塑造,手术虽难,但仍取得良好效果。

(郭 澍 孙 强)

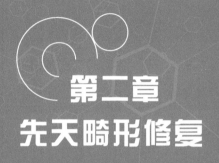

第二章
先天畸形修复

先天性唇裂 1 例

病例介绍

患儿女性，9 个月。出生时即被发现双侧唇部存在裂隙，无法吸吮，饮水自鼻腔溢出。查体：患者上唇双侧各存在一条裂隙，较宽，自红唇缘直至鼻底，无鼻槛结构，双侧鼻翼向外侧移位，鼻翼扁平塌陷，鼻小柱短缩，鼻尖与前唇瓣粘连（图 2 - 1 - 1），诊断为完全性双侧唇裂伴有完全性腭裂。积极完善患儿术前检查及术前准备，于全麻下行"完全性双侧唇裂鼻唇畸形同期修复术"，术后

笔记

患儿恢复良好，7天后拆线出院。术后随访3年，效果满意，唇部外形对称，瘢痕不明显，鼻孔对称，鼻部无明显畸形（图2-1-2）。随访期限内未行二期手术。

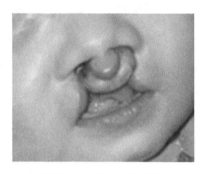
图2-1-1　患儿术前

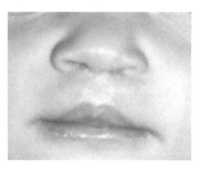
图2-1-2　患儿双侧唇裂鼻唇
畸形同期修复术后3年

临床讨论

　　双侧唇裂鼻唇畸形的修复困难程度远远大于单侧唇裂，而修复效果又往往不如单侧唇裂。双唇裂术后畸形通常是较为严重和明显的，涉及红唇畸形（正中口哨畸形、唇珠缺如、唇部运动畸形）、白唇畸形（弓背曲线不连续、人中不显）、鼻畸形（鼻翼扁平塌陷、鼻尖塌陷、鼻小柱缩短、鼻孔形态不佳）等，甚至出现牙殆畸形。而这种术后畸形往往由于组织量不足或明显瘢痕形成极难修复。因此，为追求良好的术后远期效果，需要在首次手术时尽量纠正患者存在的畸形，并配合术后的序列治疗。因此我们参考Mulliken法，并结合亚裔人的特点，为患儿进行了完全性双唇裂鼻唇畸形的同期修复。

　　手术设计（图2-1-3）：前唇瓣整体用于再造人中。人中嵴长度与前唇瓣长度相同，但若前唇瓣过长，需适度修整，控制其长度为6～7mm。人中瓣上极（即鼻唇交界处）宽度为3～4mm，人中瓣下极（即两侧唇峰间距）宽度为 4 ~ 5mm。人中瓣两侧设计去除表皮皮瓣，用于与侧方推进皮瓣重叠（位于侧方皮瓣下方）以形成人中嵴。近鼻小柱基底处两侧形成带在鼻小柱根部的三角瓣，用以形成鼻槛。在侧方唇瓣定位两侧唇峰点，向上至鼻底划线，保留足够的两侧唇红瓣用以再造唇珠。在鼻翼与唇交界处划出横切口线，沿鼻翼缘划出切口线，在充分分离鼻翼软骨的基础上，将两侧外展。低垂的鼻翼软骨外侧脚向上，在中线位置缝合，并以埋没导引的方式将双侧鼻翼软骨膝部和鼻翼中部缝合固定，或者向上方缝合至侧鼻软骨。

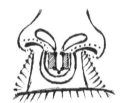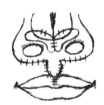

图 2 - 1 - 3　手术定点设计及创口关闭

　　目前在临床上并没有标准的双侧唇裂手术方法，尽管很多学者根据自己的临床经验及理论基础提出了修复方法，但每一种手术方法都具有一定的局限性，且并不都能获得理想的术后效果。

　　是否同期一期进行鼻唇畸形的修复，仍然存有争议，很多学者认为过早修复双侧唇裂鼻畸形可能会破坏鼻部的发育中心，因此提倡二期手术修复，但目前大量的临床资料及试验证明一期鼻畸形整复术并不会破坏鼻部的发育中心，同时又能够早期纠正鼻畸形，以免其在错误的解剖位置继续发育，我们应用改良 Mulliken 手术进行大翼软骨的游离，纠正扁平塌陷的鼻翼，延长鼻小柱，缩小鼻幅并形成鼻槛。尽管有学者认为此种方法存在弊端，延长鼻小柱不足，但符合亚裔人鼻部解剖特点，只要配合术后合理的支持治疗（如佩戴鼻模矫正器等），通常能够达到较好的效果，通过长期的临床观察发现远期术后继发畸形的发生率及严重程度要远远低于未进行一期鼻畸形整复术的患者。

是否充分利用前唇瓣的组织，争论由来已久。有学者认为前唇瓣组织较少，即便应用也存在组织量不足的问题，术后可能存在新的畸形。但是从胚胎学的角度来讲，前唇瓣本身就是上唇的重要组成部分，尽管在某些患儿中，前唇瓣看似短小，但是在手术过程中通过充分的松解与游离，往往能够获得足够的用以形成人中正中部分的组织量，因此应当合理利用前唇瓣。设计人中的宽度时，应充分考虑患儿的种族，在亚裔人群中，前唇瓣上极、下极的宽度应略宽于高加索人群。

尽管前唇瓣组织应该得到充分利用，但由于其红唇颜色与双侧红唇组织的不匹配，并不适合用于再造红唇组织，中央部的红唇组织应由两侧的红唇组织再造并形成唇珠，并需要保证足够的组织厚度。有学者认为此种方法可能存在较大的组织张力，但我们发现，在临床实践中只要充分彻底游离双侧唇瓣的口轮匝肌以重建口轮匝肌肌肉环，最远可达鼻唇沟，其张力是非常小的。

早期有学者认为存在前颌骨前突的患者，应当早期进行截骨后退，这种方法通过大量的临床研究被证明是错误的。犁骨是上颌骨的发育中心，离断或破坏犁骨在很大程度上可能导致上颌骨的发育不足。非手术方法及双侧唇裂修复术后，上唇对于前颌骨适度的限制作用完全可以达到前颌骨后退的目的。事实上，即使手术中不离断犁骨，手术本身对上颌骨的影响就存在争议，但大多数学者认为手术无疑会对上颌骨造成影响，如上唇组织过紧形成对上颌骨的压力作用，限制其发育等，但大量的临床资料证明即使不进行手术修复，患者本身上颌骨的发育也存在不足，而不应该因此不进行唇裂修复手术。只是应当强调在手术过程中操作轻柔，尽量减少手术的创伤，降低上唇张力，减少对上颌骨的压力作用，减少对上颌骨的损伤。

对双侧唇裂患者术后的长期随访及发育指导是十分重要的，因为随着患儿的生长发育，其鼻唇部、上颌骨、牙槽骨都可能在不同时期出现不同程度的畸形，需要早期的干预和矫正，使其接近正常的形态和功能。对于同时伴有腭裂的双侧唇裂患儿，由于其更加复杂的特性，对于手术的技术要求更高，并应有一定程度的改良，术后的随访及指导应更加严格。

病例点评

迄今为止双唇裂的治疗方法仍在不断进步改良当中，本病例术者王玉新教授集各家所长，充分考虑唇裂发育过程中颌骨、肌肉等多结构的特点，对双唇裂鼻唇畸形进行了同期修复，术后效果良好，尤其在远期，随着患儿的生长发育，继发畸形明显减轻。

（王玉新　郭家妍）

唇裂术后鼻唇畸形修复 1 例

病例介绍

患者男性，23 岁，以"唇裂术后唇外形不良 10 余年"为主诉入院。

笔记

患者出生时被家人发现左侧上唇存在一裂隙，3 岁时于我院行
"唇裂整复术"，现患者因鼻唇形态不良，为求进一步手术治疗来我
院就诊。专科查体：左侧上唇可见宽约 3mm 术后瘢痕，自唇红缘
直至鼻底，唇红缘不连续，红唇呈口哨样畸形，左侧鼻翼扁平塌
陷，鼻翼外侧脚向外下方移位，鼻尖向右侧偏斜，鼻小柱短缩（图
2 -2 -1、图 2 -2 -2）。

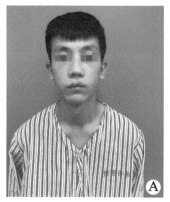
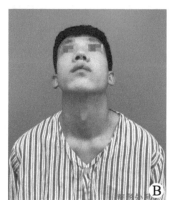

图 2 -2 -1　术前

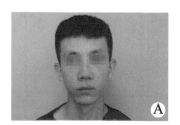
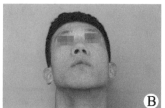

图 2 -2 -2　术后

临床讨论

　　婴儿先天性唇裂畸形不可能通过一次手术完全矫正，往往需要
二期修复。二期修复应做移位组织彻底游离和复位，口轮匝肌功能
性复位及再造人中凹和隆起人中嵴，显现患侧鼻唇沟三角，以及优
美的上唇解剖。此外，还需将塌陷的鼻翼软骨复位固定，同时注意

纠正鼻小柱、鼻底及鼻孔形态完整对称等。此患者存在舌系带短、瘢痕及红唇较薄等问题，所以应着重解决这几类问题。

手术设计：行患侧瘢痕的单纯切除，对于存在口轮匝肌不连续的患者，需要充分分离口轮匝肌，减少局部张力，并行褥式外翻缝合，模拟形成患侧人中嵴，并进行功能重建。沿错位的唇红缘做两个对偶皮瓣，交叉易位后即可纠正唇红缘的畸形。行开放性鼻整形术，于双侧鼻翼缘及鼻小柱中份行"飞鸟形"切口，并将患侧鼻翼软骨完整分离，离断塌陷薄弱的内侧脚，上提与健侧鼻翼软骨缝合，并将患侧鼻翼软骨与侧鼻软骨或中隔软骨固定。

唇裂二期修复通常是因唇弓不整齐、双侧红唇厚薄不一、唇缘高低不对称、唇珠不丰满畸形等。二期修复的手术设计首先要分析患者畸形的特点，其次根据不同畸形设计不同的手术方案。若一期手术没有将皮肤和黏膜交界处准确对齐缝合，或者没有注意将分裂的口轮匝肌纤维准确缝合，致使患者术后容易发生唇红缘参差不齐。此种畸形可采用"Z"成形术或菱形切除法修复。唇珠不显，红唇的厚薄、高低不对称，则根据程度做单个或多个"V-Y"切口来延长红唇部分，以达到唇珠丰满、红唇双侧对称目的。白唇部畸形常表现为一期手术后的瘢痕及局部的凹陷，故此一般切除瘢痕重新细致缝合，尤其是对有白唇凹陷者，同时给予口轮匝肌对位缝合，以及局部脂肪填充，以达到唇部饱满的效果。

鼻部畸形是唇裂畸形中修复的重要环节，也是难度较高的部位之所在，畸形表现为鼻尖过低、鼻小柱过短、鼻翼塌陷和鼻孔扁平等。以往单纯做皮肤"V-Y"成形术只解决鼻小柱过短的问题，对于鼻尖低平无法隆起，则需要用其他材料隆鼻尖。现采用带蒂前唇皮下复合组织瓣折叠矫正鼻尖过低，既利用了"V-Y"推进的原理，又弥补了单纯"V-Y"推进的不足。折叠的皮下复合组织瓣用缝线固定在鼻尖部软骨上，使鼻尖部丰满，鼻尖变高，人中凹、人中嵴和上唇与鼻部达到均衡、协调。对上唇过紧者可结合采用 Abbe 瓣方法，即利用下唇组织瓣修复上唇，将前唇皮肤及皮下复合组织瓣解剖至鼻尖部，矫正鼻尖扁平。

🩺 病例点评

唇裂是一种常见的先天性畸形，单侧唇裂最常见，初次唇裂修复术后均会遗留有不同程度的鼻唇畸形，随着生活水平的提高，越来越多的患者要求二次修复。唇裂术后继发的鼻唇畸形多为复合性，其二次修复的手术有一定的难度，掌握好手术方法与技巧十分重要，因为要使患侧恢复到或接近正常侧水平，难度非常高。鼻唇部是一个三维立体结构，鼻部涉及鼻底、鼻翼、穹隆、鼻小柱等，唇部有人中嵴、人中凹等，重塑一个正常的鼻唇结构需要对鼻唇部正常解剖和病理解剖有正确的认识。

（王玉新　王　迪）

耳再造术 1 例

📋 病例介绍

患者男性，22 岁。自出生即发现左侧耳廓外形缺失，为改善外形来院，拟行自体肋软骨移植耳再造术。专科检查：患者左耳廓缺失，仅存在部分耳甲腔、耳洞、耳屏和屏间切迹，耳垂几乎缺失。耳轮、对耳轮、对耳轮上下脚、舟状窝、三角窝、耳甲艇等结构缺失（图2-3-1）。积极完善患者术前检查及术前准备，于全麻下行"自体肋软骨切取耳再造术"，术后患者恢复良好，7天后拆线出院。二期手术在一期手术后6个月进行，将一期再造耳掀起，并在耳廓后方植入肋软骨，掀起耳后筋膜瓣并植皮。效果满意，双侧耳廓外形对称，瘢痕不明显，无明显畸形（图2-3-2）。

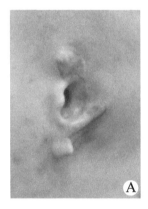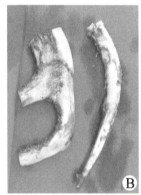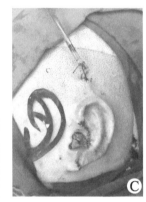

A. 耳廓外伤性缺失；B. 切取肋软骨；C. 一期术后即刻。

图2-3-1 一期耳再造过程

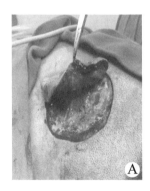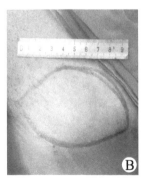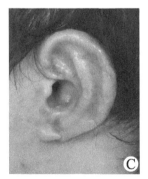

A. 二期手术向前掀起耳支架；B. 在腹股沟处切取全厚皮；
C. 二期耳再造术后。

图2-3-2 二期耳再造过程

临床讨论

耳廓缺失是一种耳廓畸形，常见于先天性小耳畸形和外伤性耳缺损。耳廓缺损不仅影响容貌，而且会影响患者的心理，产生社交恐惧，因此患者倾向于进行耳廓再造手术。耳廓再造的材料有自体材料和人工材料两大类。自体材料主要是切取肋软骨进行雕刻，制作出耳廓支架。人工材料有硅胶和多孔聚乙烯（Medpor）制作的耳廓支架，虽然假体外形逼真，但无法直接放置在皮下，通常要用颞浅筋膜瓣包裹，因此再造耳显得厚重。人工支架的弱点是质地硬，容易磨破皮罩造成假体外露。而一旦出现假体外露，只能取出假体才能让伤口愈合，造成手术失败。

自体肋软骨是进行耳再造的主要材料，虽然耳廓是弹性软骨，但体内除了耳、鼻是弹性软骨外，就只剩下肋软骨这种透明软骨。通常要切取 1～3 根肋软骨，肋软骨外形较直，因此要经过雕刻和用钢丝组合后才能制作成肋软骨支架，将支架放置在扩张皮肤或皮下囊袋中，抽取负压，让皮肤和软骨支架相贴。

耳再造术已经有多年的历史，在国内以扩张器法为主，代表人物有庄洪兴、郭树忠教授，但在国际上日本 Nagata 教授的方法也很流行，国内张如鸿教授较早进行了这种方法的耳再造。关于是否使用扩张器也存在争论。赞成方认为：皮肤扩张后能得到多余的覆盖皮肤，尤其对于发际低和耳后皮肤不足的患者；扩张的皮肤更薄，将软骨支架放入后外形更逼真。但反对方也有理由：需要多一次放置扩张器，相应增加了手术并发症的风险；需要 2～3 个月的注水期；扩张皮瓣出现破裂后不容易自发愈合。

关于耳再造的年龄，有学者统计 4 岁儿童的耳廓大小已经达到了成人的 85%，为了减少耳廓缺失对患者心理的影响，一部分作者在患者学龄前即开始治疗。依笔者的经验，学龄前儿童的肋软骨量还是偏小，如果是耳甲腔型小耳畸形，还可以完成；如果是腊肠型，应等待患者有充足的肋软骨，以免切取过多的软骨影响患儿胸廓发育。

耳支架的固定可以采用缝线和钢丝。采用结扎钢丝来固定肋软骨，能使软骨支架贴合紧密，防止支架松散。另外钢丝的组织反应也很少。不足是钢丝较硬，容易穿破皮肤造成钢丝外露。因此钢丝的线结应打在软骨支架的后内侧面。

二期耳再造时要将一期耳再造的软骨支架掀起来，然后在软骨支架的后方放置一个预先埋置于皮下的肋软骨块，这个软骨块要用自体的筋膜包裹后再在筋膜表面植皮。切取的筋膜有耳后筋膜和颞浅筋膜，耳后筋膜切取范围小，更主要的是一旦出现耳后筋膜瓣不成活，软骨支架外露保留的完整颞浅筋膜可以作为修复的材料，然后在颞浅筋膜表面植皮。

病例点评

耳再造是一项非常复杂的工作，需要很多整形外科技术的综合应用，如肋软骨切取术、软骨雕刻技术、皮瓣剥离技术、筋膜瓣剥离技术、植皮术、皮瓣转移术等。现代耳再造术通常需要三期完成，主流派分全扩张法、半扩张法、非扩张法，方法各有优劣，本例患者采用的是 Nagata 耳再造技术，不需要进行皮肤扩张，节省了注水时间，减少了扩张器的并发症。很适合于外地的学生患者。一期手术以后患者可以上课，两次手术均可以安排在寒暑假进行。

（黄　威）

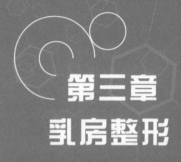

第三章
乳房整形

隆乳术 1 例

📋 病例介绍

患者女性，27 岁，青春期至今双侧乳房发育不良、外形平坦、缺乏美感，要求隆胸来诊。查体：患者体型消瘦，身高 163cm，体重 49kg，BMI 18.4kg/cm²，双侧乳房对称，皮肤弹性好，乳头、乳晕形态可，乳房外形平坦，经乳头胸围 76cm，经乳房下皱襞胸围 73cm，胸骨切迹至乳头距离 22cm，乳头至正中线距离 12.5cm，乳房基底宽 10.5cm，乳头至下皱襞距离 6cm，乳房上极皮下组织挤捏厚度2cm，乳房下皱襞皮下组织挤捏厚度3cm（图3-1-1）。

辅助检查：乳腺超声未见乳腺占位性病变。血、尿常规，出、凝血功能，肝、肾功能，肝炎病毒指标、HIV、RPR，血糖检查，心电图检查，胸部X线片等无异常。患者诊断为小乳症，积极完善患者术前检查及术前准备，于全麻下行"双侧胸肌后硅凝胶假体植入隆胸术"，术中采用腋窝皱襞切口，于胸肌后分离假体腔隙，内至胸骨旁1cm，下至乳房下皱襞下2cm，外至腋前线，上至第三肋间，植入硅凝胶毛面圆形假体（200g），术后留置负压引流管左右各1枚，拔管指征为24小时引流少于15ml。术后7天拆线，穿塑身衣。术后随访1年，效果满意，乳房外形对称，瘢痕不明显（图3-1-2）。

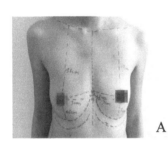 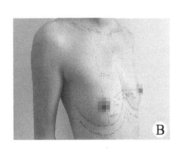

图3-1-1　隆胸术前

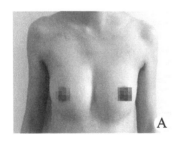 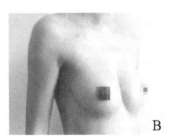

图3-1-2　隆胸术后1个月

临床讨论

硅凝胶乳房假体目前广泛应用于隆乳术，适用于小乳症、轻度乳房下垂、Poland综合征等。假体能够增大乳房体积，如需解决乳房不对称问题，可以采取双乳植入不同大小假体的方法。但是单纯假体隆乳不能解决乳头外扩或（和）不对称、乳沟过宽等问题，必须结合其他整形手术进行治疗。隆乳术后常见并发症有出血、血肿、感染、假体移位、下垂、假体破裂或渗漏、纤维包膜挛缩、感觉异常及心理障碍、瘢痕等。国内外均有硅凝胶乳房假体隆乳术后发生乳腺癌、自身免疫性疾病的报道，如淋巴瘤、全身性硬皮病、类风湿性关节炎、混合性结缔组织病等。2017 年 3 月美国 FDA 确认毛面乳房假体植入可能存在与间变性大细胞淋巴瘤相关的风险。2019 年 7 月美国 FDA 全球召回艾尔建 BIOCELL 未出售的毛面假体。

乳房假体的选择：①任何厂家均未保证假体可在体内放置终生，同样医生也无法对患者做出放置终生的承诺。②目前没有任何机构对植入体内的硅凝胶乳房假体有任何期限的规定，也没有在一定期限内必须去除的建议。③根据美国 FDA 发布的《硅凝胶乳房假体安全性评估报告》，目前没有任何数据显示，硅凝胶乳房假体与已知的人类疾病有直接关系，大量调查资料显示，硅凝胶假体不会增加乳腺肿瘤的患病风险，也不会影响生育和哺乳，是一种安全可靠的隆乳材料。④硅凝胶乳房假体的软硬度与手术后乳房的手感没有直接的对应关系。⑤有研究认为，使用毛面假体能够降低术后包膜挛缩的发生率，更好地保持假体形态和位置的长期稳定，但这一结论仍需更长期的临床数据支持。⑥采用解剖型假体可以使乳房下极更为饱满，乳房上极更为自然，并有助于保持乳房形态的长期稳定，对于皮肤松弛和轻度下垂的乳房更为适合。⑦隆乳手术的目的除增加乳房体积外，还要塑造自然美观和长期稳定的乳房形态。因此需要根据每位患者的身材特点和测量尺寸来挑选假体的类型和参数，而不是简单地只考虑体积。在选择假体时要综合考虑假体的

笔记

形状、大小及患者自身组织特性和原乳房体积等因素。其中胸骨旁线与腋前线的距离是决定假体底面横径的主要限制条件，在绝大多数情况下，选用的假体底面横径均应小于这个距离。若患者要求的假体大小超出身体条件允许范围，必须向患者说明其风险。可参考 TEPID 乳房假体选择方法（表 3-1-1）。⑧虽然增加假体的体积有可能提高患者的满意度，但整形外科医生必须让患者清楚地认识到，假体的体积越大，隆乳术的风险会相应增大，乳头、乳晕感觉障碍，可触及假体，表面波纹等并发症的发生率，以及远期并发症率有可能随之增加。

表 3-1-1　TEPID 乳房假体选择方法

乳房测量	参数							
APSS	APSS 2.0，-30ml							
STPTUP	APSS 3.0，+30ml							
STPTIMF	APSS 4.0，+60ml							
A/N：IMFmaxstr	N1IMF 9.5，+30ml							
PCSEF%	PCSEF 20%，+30ml							
	PCSEF 80%，-30ml							
IDFDD	根据患者要求调整假体体积；根据假体体积确定最佳乳房下皱襞水平							
基底径（cm）	10.5	11.0	11.5	12.0	12.5	13.0	14.0	15.0
假体体积（ml）	200	250	300	300	325	350	375	400
A：IMF（cm）	5.0	5.0	5.5	6.0	6.0	6.5	7.0	7.0
N：IMF（cm）	7.0	7.0	7.5	8.0	8.0	8.5	9.0	9.5

注：APSS 皮肤向前牵拉，STPTUP 上极皮肤掐捏厚度，STPTIMF 下皱襞皮肤掐捏厚度，A/N：IMFmaxstr 最大牵拉下乳晕或乳头至下皱襞距离，PCSEF% 腺体对乳房的填充比例，IDFDD 假体径与填充动力学，IMF 乳房下皱襞。

切口入路：目前硅凝胶乳房假体植入的切口入路通常有 3 种：腋窝切口、乳晕切口、乳房下皱襞切口，这 3 种入路各有优缺点。

笔记

隆乳术不仅需要考虑切口瘢痕的隐蔽性，而且还要充分考虑所选切口相关的并发症和恢复过程。整形外科医生应熟悉各种切口的优缺点和技术要点，根据自己的经验、患者的要求及自身条件选择最适当的切口。①腋窝切口入路是目前国内临床上最多选择的切口，其最大的优点是位置相对隐蔽，但相比乳房下皱襞及乳晕切口，经腋窝切口盲视下精确剥离假体腔隙的难度更大，假体位置的准确性和对称性难以精确控制，术后并发症发生风险相对较大。②内窥镜辅助经腋窝入路隆乳技术可以将盲视转变为直视，实现精确剥离和有效止血，有助于减少并发症的发生风险。在条件和技术具备的情况下，经腋窝切口隆乳技术中应用内窥镜辅助是一个较佳的选择，但该技术设备昂贵，对手术医生的技术要求较高，而且需要专门的训练和一定的经验。③经乳房下皱襞切口隆乳手术是最便捷的术式，该术式通路短，剥离假体腔隙和止血可在直视下进行，但切口位于胸部正面，如果患者期望的乳房体积不大，可能无法遮掩切口痕迹。当患者有瘢痕增生的倾向，对乳房区域瘢痕有顾虑时，应提醒患者慎重考虑。④乳晕切口同样可以让术者在直视下进行精确的腔隙剥离和止血操作，多数情况下乳晕切口的瘢痕不明显，但该入路一般需切开乳腺组织，有可能会增加乳头、乳晕感觉障碍和母乳哺养障碍的风险。另外，乳晕直径小于 3.5cm，且乳晕皮肤弹性较小的患者不适合采用此切口。⑤当需要再次行乳房修整术或假体取出术时，可以通过原有的乳房下皱襞切口或（和）乳晕切口进行，不另外增加切口瘢痕。在多数情况下，初次采用腋窝切口的患者，再次手术时通常需要重新选择切口。

该病例通过腋窝入路植入硅凝胶假体，是国内女性的常见选择。建议在全麻下完成隆乳手术。手术全程保证严格无菌操作，以降低感染及包膜挛缩的风险。建议术中应用贴膜覆盖乳头区（无论选择哪种切口入路），尽可能避免与无关物品的接触。建议手术中用抗生素冲洗假体和（或）植入腔隙，术者应在接触假体前更换无菌无粉手套。不建议应用消毒液浸泡假体。不建议采用过小的切口放置假体，以免影响假体的形态和完整性。应尽可能在直视下剥离，形成一个合适的假体植入腔隙，以获得更好的手术效果。

🩺 病例点评

隆乳术是发展至今，随着内窥镜技术的介入，其安全性、精准性获得了飞跃性的进步，现今内窥镜辅助下的双平面隆乳技术已经逐渐得到广泛应用。硅凝胶假体隆乳仍是国人的首选，但自体脂肪隆乳也越来越被广大求美者所接受。

（王晨超）

乳腺肿物术后乳房再造 2 例

病例 1 一期乳房再造

📋 病例介绍

患者女性，25 岁，以"右乳肿物 10 年为主诉入院"。患者 10 年前减肥后发现双侧乳房不对称，右乳较对侧肥大明显（图 3 - 2 - 1）。

笔记

鉴于患者年轻，肿物较大，肿瘤切除后乳房畸形明显，故肿物切除后术中行即刻乳房再造。查体：双侧乳房不等大，右乳肿物约20cm×20cm，质硬，活动良好，与周围组织无粘连，压痛阴性。右侧乳房体积约1000ml，左侧乳房体积约350ml。右乳头至锁骨中线35cm，左乳头至锁骨中线25cm。右乳头至胸骨切迹距离为34cm，左乳头至胸骨切迹距离为23.5cm。右乳头至中线距离20cm，左乳头至中线距离12cm。右乳晕半径为5cm，左乳晕半径为2cm。双侧腋窝未触及肿大浅表淋巴结。

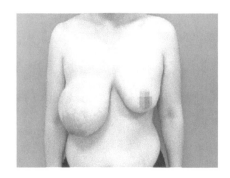
图3-2-1　右乳纤维腺瘤

辅助检查：我院乳腺彩超提示右乳肿物约20cm×20cm，实性低回声。术中病理诊断：纤维腺瘤（图3-2-2）。积极完善患者术前检查及术前准备，于全麻下行"右乳肿物切除、胸大肌后假体

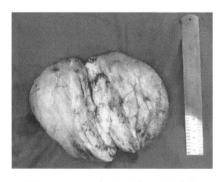
图3-2-2　切除后剖开的瘤体

植入乳房再造术"。术后患者手术切口及乳房外形恢复良好，7 天后拆线出院。术后半年随访，再造的乳房形态良好，双侧外形基本对称。患者及家属对再造乳房外形满意（图 3 - 2 - 3）。

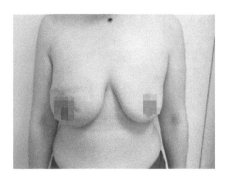

图 3 - 2 - 3　术后半年

🔬 临床讨论

　　乳房是女性主要的第二性征，也是重要的美学器官，丰满而富有弹性的乳房可以增加女性的自信心。乳房疾病造成乳房畸形或者缺失，会严重打击女性的自信心，造成自卑情绪，严重的可产生抑郁症，危害身心健康。

　　目前乳房再造的方法很多，公认的有假体植入乳房再造、自体组织乳房再造及假体和自体组织联合乳房再造。乳房较小的患者，可应用假体植入的方法再造乳房；对于乳房较大的患者，单纯采用假体再造方法再造的乳房双侧体积差别明显，可考虑假体和自体组织联合的乳房再造。

　　自体组织乳房再造常用的方法是背阔肌肌皮瓣乳房再造、横行腹直肌肌皮瓣乳房再造及显微外科组织移植乳房再造。背阔肌由于其可提供较大面积的皮瓣和肌肉组织，且可修复乳腺癌术后锁骨下区及腋窝前壁的空虚等优点，在临床广泛应用。横行腹直肌皮瓣又被称为 TRAM 皮瓣，因其切取过程无须变换体位，且可同时达到修复腹壁外形的优点，易被患者接受。

不同原因导致的乳房缺失进行乳房再造的时机是不同的。先天性发育不良导致的乳房缺失，应在乳房停止发育后进行再造，若为肿瘤导致的乳房缺失，则应根据肿瘤治疗方案决定手术时机。乳房良性肿物切除或乳腺癌术后无须行放射治疗的患者，可即刻行一期乳房再造术，也可在肿瘤切除后的化疗结束 3 个月至半年后行二期乳房再造术。如乳腺癌术后需要行放射治疗，则可考虑在乳腺癌根治同期植入扩张器，待乳腺癌放化疗结束 3 个月至半年后更换为假体。不保留乳头、乳晕的乳腺癌改良根治术后，可在乳房再造术后半年局麻下进行乳头再造，使再造乳房形态更加趋于自然。

乳房作为女性重要的美学器官，要想一期手术达到双侧乳房完全对称是不太现实的，但我们可以通过多次手术，以及自体脂肪填充的方法修复外形，从而达到理想的效果。

1. 手术评估：由于该患者术前的乳腺肿瘤导致乳房皮肤松弛严重，如何调整双侧乳房大小基本对称是手术的难点及关键。对于良性肿瘤患者，在胸大肌筋膜保持完整的情况下，单纯植入假体可很好地再造乳房形态，无须再采用联合自体组织移植的方法。若单纯考虑乳房外形，通过对健侧乳房体积的评估，可植入体积 260ml 左右的假体，但因为患者皮肤弹性差，且长期因重力影响，乳房表面皮肤已出现弹性纤维断裂，若植入假体体积过小，术后会出现皮肤过度松弛的情况。综合多方面因素考虑，术中植入曼托水滴形

315ml 假体一枚。因患侧皮肤量过多，腺体松垂，术中在手术切口上方去除宽约 3.0cm 皮肤及软组织，并将剩余腺体组织悬吊于胸壁，进行乳房综合整形。

2. 手术操作：取乳头、乳晕上方手术切口切开至皮下，于肿瘤周围正常腺体内将肿物完整切除。肿物大小为 20cm×20cm，实性，剖面灰白色，送术中冰冻病理，病理结果回报为纤维腺瘤。肿瘤切除后可见松弛的皮肤及腺体（图 3 - 2 - 4）。严密止血后，大量生理盐水冲洗创腔，于胸大肌外侧缘掀起胸大肌，分离胸肌后间隙。检查假体无破裂后植入曼托水滴形 315ml 假体一枚。于右乳房表面切除宽约 3cm 皮肤及皮下组织，将腺体向上方悬吊。患者半坐位观察双侧乳房体积基本对称（图 3 - 2 - 5）。缝合后留置负压引流管两枚，术区塑形加压包扎。

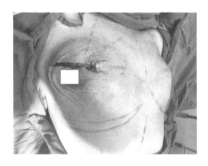
图 3 - 2 - 4　肿瘤切除后皮肤松弛

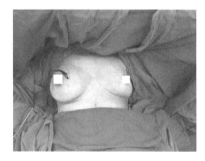
图 3 - 2 - 5　半坐位观察双侧乳房的对称性

3. 术后护理：乳房再造手术的术后护理至关重要，首先术后换药要注意术区塑形，术区加压包扎可有效避免假体移位。一般情况下术后引流量低于 30ml 时可拔除引流管，术后 1 周拆线。术后半个月向患者交代术区按摩的方向及力度，建议坚持 3 个月至半年，可有效减轻包膜挛缩概率。

病例2　二期乳房再造及乳头再造

病例介绍

　　患者女性，43岁，患者5年前因乳腺癌于外院行乳腺癌改良根治术，术后右侧乳头、乳晕缺失，乳房缺失，患者因外形影响社会交往及美观要求为求再造来诊。左侧乳房形态正常，乳晕直径2.0cm，乳房未触及肿物，左侧腋窝未触及肿大浅表淋巴结。右侧乳房缺失，肋间凹陷明显，胸壁可见长约10cm横行浅红色瘢痕，瘢痕略突出于皮肤表面（图3-2-6）。患者于我院经历3次手术后完成乳房再造。一期全麻下行胸大肌后扩张器植入术（图3-2-7），术后3个月二期手术行左侧胸大肌后扩张器取出、假体植入延期及即刻乳房再造术（图3-2-8），在术后半年于局麻下行三期乳头再造术（图3-2-9）。术后患者再造乳房及乳头形态良好，患者本人对外形满意。

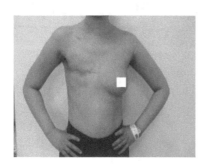

图3-2-6　乳房再造术前

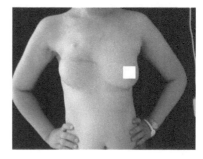

图3-2-7　二期假体置换术前扩张器植入术后规律注水

笔记

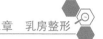

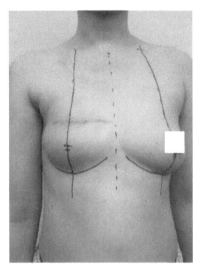

图 3-2-8　假体植入术后
乳头再造术前

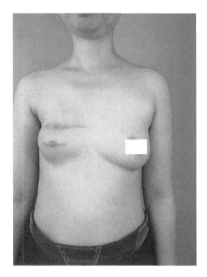

图 3-2-9　乳头再造术后半年

临床讨论

　　对于存在腋窝淋巴结转移，术后需要进行放射治疗的乳腺癌患者，以及不保留皮肤的乳腺癌根治术后患者，如果胸大肌完整可选择胸大肌后扩张器植入术，扩张皮肤组织量，待放疗结束后 3 个月可取出扩张器植入假体。目前扩张器植入对肿瘤区域放疗效果是否有影响尚存在争议，我科通过与放疗科的深度合作和反复探讨，总结建议尽量将扩张器内生理盐水抽出后再行放疗，放疗结束后将生理盐水重新注入扩张器内。扩张器内含生理盐水的体积应较健侧体积大。

　　至于植入什么形状的扩张器，在文献学习和临床工作中，我们摸索了一些经验。有文章报道为了更好地扩张和重建乳房下皱襞，可采用肾形扩张器。通过我科多年临床摸索，认为肾形扩张器一期植入对于下皱襞的准确剥离和定位要求高，若定位出现偏差，反而

笔记

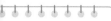

为二期重建和修复下皱襞带来难度，且皮肤软组织扩张量不如圆形扩张器，乳房上极皮肤软组织弹性不足。因此，在扩张器选择上推荐圆形扩张器。我科治疗患者扩张器体内植入最长时间为 3 年多，没有出现破裂渗漏的情况，但是其对肋骨压迫力量较强，部分肋骨菲薄，凹陷明显，尽管术后有部分回弹，但为弥补容量减少，在二期置换假体的时候建议假体体积比预估增加 20%。

乳头再造的方法很多，自 1949 年 Adams 采用小阴唇组织游离移植进行乳头、乳晕再造获得成功后，组织游离移植乳头、乳晕再造技术得以飞速发展。有采用健侧乳头乳晕、大小阴唇、会阴部、耳后皮肤、大腿根部、第 5 趾趾腹等部位作为供区，个别有报道采用上睑皮肤、口腔黏膜和耳垂结构。乳头再造的方法很多，我科目前常用的方法为局部皮瓣转移修复法。健侧为小乳头的患者，多采用风筝皮瓣、箭头皮瓣、C－V 皮瓣等，可有效提供乳头容量。良好的再造方法应维持良好的乳头再造术后效果且兼顾双侧乳头对称性、位置、形态、颜色和质地，最重要的是维持长久的乳头突度。有报道称乳头再造后的乳头回缩率为 25%～50%。我们的术后随访发现使用改良风筝皮瓣再造方法，术后回缩率在 30% 左右，且术后可长时间保持乳头形态稳定，是一种值得推荐的手术方法。同时在手术时也建议根据术区皮肤组织量条件适当矫枉过正（比健侧扩大 30% 体积）。

我科也进行过自体组织联合假体乳房再造术，同期进行乳头、乳晕再造术。由于背阔肌皮瓣血运良好，若皮瓣设计合理，术后不必担心再造乳头、乳晕的血运，但因转移的背阔肌容量会较术前减少，造成再造乳头的位置较难把控，容易出现轻微偏差，因此，建议乳房再造术后半年再行乳头、乳晕再造。

乳晕重建要点：

①手术设计：风筝皮瓣的双翼长度宽为6.0cm，基底皮瓣宽度为1.0cm，乳头高度为1.0cm，乳头宽度为1.0cm（图3-2-10）。沿设计切开后，保留厚度为2mm的皮下组织，将双翼掀起后环绕形成乳头侧壁，乳头圆弧形皮瓣与其缝合固定。术后1周拆线，术后1个月内避免乳头受压。

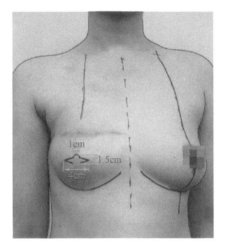

图3-2-10　乳头再造手术设计

②在设计时，需注意皮瓣的双翼长度，避免在环绕形成乳头侧壁时长度不够。掀起皮瓣后，可适当修薄皮下组织，以减少对皮肤的压力。若患侧乳头较大，可在设计时将宽度增加到1.5cm，若再扩大尺寸则需要的皮肤量过大，扩张器植入术后再造的乳房一般不能提供过多的组织量，需要采用背阔肌皮瓣提供乳头血供。

病例点评

随着人们生活水平的提升和乳腺癌术后5年生存率的增长，越来越多的女性渴望在乳腺肿物术后重建完美乳房形态，结合软组织

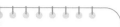
扩张技术、轴行带蒂或游离皮瓣、自体脂肪游离移植等技术的乳房
再造术越来越成熟，医生可根据患者局部组织量、周围供区组织情
况、健侧乳房体积大小及患者自身需求进行多方案的选择和组合。
上述两个病例分别为单纯假体植入的一期乳房再造和结合组织扩张
技术的分期乳房再造，根据患者病情和全身情况，合理选择术式，
均取得了良好术后效果。

（冷　冰）

巨乳缩小 1 例

📋 病例介绍

　　患者女性，25 岁。自 16 岁进入青春期后双侧乳房开始发育，
体积较同龄人明显较大，患者常自觉腰酸背痛，难以忍受，双侧乳
房下皱襞处常年出现湿疹，月经来潮时常伴有双侧乳房胀痛。

　　查体：双侧乳房肥大，胸乳距左侧 33cm，右侧 33cm。锁乳距
左侧 33cm，右侧 33cm。腋乳距左侧 21cm，右侧 21.5cm。乳头至
胸骨中线距离左侧 16.5cm，右侧 16cm。乳头至乳房下皱襞距离左
侧 14cm，右侧 14cm。乳头直径左侧 1cm，右侧 1cm。乳晕直径左
侧 6cm，右侧 6cm。经腋窝胸围 89cm，经乳头胸围 105cm，经乳房
下皱襞胸围 81cm。乳房下极至乳房下皱襞距离左侧 11cm，右侧
11.5cm。乳头至乳房下极距离左侧 6cm，右侧 6cm。乳头间距离
24.5cm（图 3 - 3 - 1）。积极完善患者术前检查及术前准备，于全

麻下行"双侧乳房缩小术"，术后患者恢复良好，7天后拆线出院。术后随访6个月，效果满意，双侧乳房外形对称，瘢痕不明显，无明显畸形（图3-3-2）。随访期限内未行二期手术。

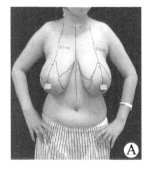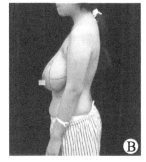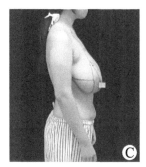

图3-3-1　双侧乳房中度肥大

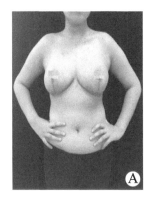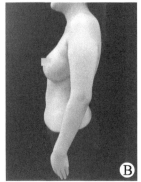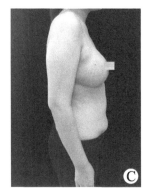

图3-3-2　患者行"双侧乳房缩小术"后3个月

临床讨论

由于本病例中患者乳房属于中度肥大，需要去除的组织量较多，乳头、乳晕上移距离较长，因此考虑选择下蒂法乳房缩小术。下蒂法乳房缩小术由于具有非常明确的优点，适应证广泛，目前仍是许多整形外科医生的首选。

首先就乳头、乳晕的血运来讲，大量的临床数据表明下蒂法所

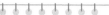

提供的的乳头、乳晕血运非常可靠，其不仅依靠蒂部皮下组织血管网供血，而且适当保留乳头、乳晕深方的乳腺组织及乳房下皱襞区的乳腺组织，都对其血供有所帮助。即使在切除腺体组织量较多的病例中，也基本不需要乳头、乳晕的游离移植。

就乳头、乳晕的感觉功能来讲，下蒂法乳房缩小术保留了第4肋间神经，有效地保护了乳头、乳晕的感觉，由于乳房的器官特殊性，这对于一些年轻的患者还是非常重要的。

就乳房的术后形态来讲，应用下蒂法乳房缩小术术中乳腺塑性较为容易，术后形态较好，只要术前、术中严格控制好皮肤去除量，乳房下极基本不存在畸形。双侧乳房也可获得更好的对称性。

就患者术后的哺乳功能来讲，由于下蒂法乳房缩小术可以比较完整的保留乳腺的导管，因此术后患者有很大可能可以保留部分哺乳功能，由于本病患者较为年轻，术后存在哺乳的需求，因此下蒂法乳房缩小术是一个很好的选择。

下蒂法乳房缩小术术后所形成的瘢痕为倒"T"形，部分学者认为较为明显，不选择此种方法，但根据笔者临床经验，乳房下皱襞区域的横行或"人"字形瘢痕，在直立位时，往往被乳房所遮挡，并不十分明显。而乳房表面的纵行瘢痕，只要在术中把握好皮肤去除量，使两侧皮瓣承受较小的张力或无张力，并配合术后的减张措施（皮肤拉合胶带及运动胸衣的应用），患者也是可以接受的。

1. 手术设计：对于乳房肥大的患者，由于术中体位变化的问题，术前设计十分重要，往往关系着手术的成败，因此需要谨慎对待。患者站立位，根据乳房下皱襞投影位置确定新乳头高度，其位置为乳房下皱襞投影点与乳房正中线的交点。注意调整两侧乳头的位置，保持其对称性。乳晕的直径根据人种、身高等确定，多为

3.5～4.5cm。分别向内侧及外侧推动乳房，根据乳房中线来确定腺体及皮肤的去除量，注意保证蒂部宽度大于10cm，以保证乳头、乳晕的血运。乳晕下缘与乳房下皱襞之间的距离通常在7cm左右，并分别与乳房内外侧缘连接，从而确定术中需要进行去表皮范围及皮肤切除范围。注意双侧乳房内侧切口勿在正中形成连接，可能导致较为明显的术后瘢痕，甚至出现增生性瘢痕，严重影响术后效果。但需要注意的是，手术设计过程很大程度上需要依靠术者的经验，并没有统一标准的方法，因此初学者可以在设计皮肤去除量时相对保守些，再根据术中情况进行调整。由于下蒂法术中首要步骤是去除蒂部表皮，若去除过多皮肤的表皮组织，很可能在手术过程中受到很大的限制。目前绝大多数手术在蒂部乳房下皱襞位置在乳房正中保留一三角形不去表皮的区域，用以减少两侧皮瓣组织的张力，避免术后并发症的发生。

2. 由于术中患者保持仰卧位，各解剖结构及定位、定点可能出现变化，因此术前需将上述术前设计画线以碘酒固定，保证其在术中可清晰辨认。

3. 手术操作：以针头及亚甲蓝固定设计的关键点，以湿纱布条绑紧乳房的基底部，使乳房皮肤紧绷，并可以注射少量含肾上腺素的生理盐水，并以刀片斜行剥离，可大大缩短手术时间，注意保留蒂部真皮下血管网，并减少术中出血。于乳腺腺体表面潜行分离两侧皮瓣，注意保证皮瓣的厚度，且剥离要充分，以保证皮瓣张力均匀，防止出现局部皮肤过紧的现象。楔形切除乳房多余腺体组织，需注意切除腺体组织过渡平缓，无明显的组织台阶感。切除外侧腺体过程中，应注意保护第4肋间神经，尽量保留术后乳头的感觉，提高患者术后的生活质量。为保证乳头、乳晕的血运，在蒂部及乳头、乳晕深方应保留足够厚度的乳腺腺体组织，尽量保证深部血管

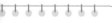

不被破坏，若术中乳头、乳晕存在血运障碍，可以切取乳头、乳晕，进行游离移植。

乳房缩小手术中，只有皮肤组织量与保留腺体组织量的关系匹配，才能获得良好的术后乳房外形及不明显的瘢痕。若皮肤量相对于腺体量过少，则可能由于张力较大出现明显的术后瘢痕，且乳房下极缺少弧度。若皮肤量相对于腺体量过多，则可能术后乳房不够挺立，皮肤松垂。

将两侧皮瓣向正中拉拢缝合形成新乳晕边缘，若由于组织张力等原因，新乳晕直径大于原乳晕保留组织，可以 3 - 0 不可吸收性缝合线于新乳晕边缘进行荷包缝合以缩小乳晕。将下蒂组织瓣上移并与新乳晕缝合固定，关闭各处创口，由于乳腺组织血运较为丰富，乳房缩小术通常出血较多，术中切除腺体组织需应用电刀，同时电凝彻底止血，术后留置负压引流管彻底引流，防止出现术后血肿等并发症。

病例点评

目前临床上，无论东西方，乳房肥大的患者是非常常见的，乳房缩小手术是整形外科医生最常实施的手术之一。然而对于中重度乳房肥大的患者，不仅仅身材不佳，而且忍受着严重的肩酸背痛，仰卧位时存在着胸部压迫感和窒息感，由于乳房下皱襞区域长期受乳房组织遮挡，环境潮湿，易诱发湿疹，因此这类患者的诉求更加急迫。

乳房缩小手术的术式很多，并没有统一的标准方法，但主要探讨的重点在于术后乳房形态的完美和功能的保留。目前临床上较为常用的方法，根据乳头、乳晕的供血来源，主要有下蒂法、上蒂法、内上蒂法、垂直双蒂法及乳头、乳晕游离移植等方法，在此基础上改善术后乳房形态和减少术后瘢痕的改良方法更是层出不穷。但是每种手术方法都有各自的优缺点，选择哪种术式必须结合每个患者的实际情况，这就对整形外科医生提出了极大的挑战。

（郭家妍）

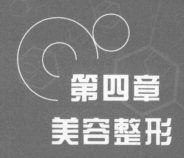

第四章 美容整形

重睑术 2 例

病例 1　埋线法重睑成形术，内眦赘皮矫正术

病例介绍

　　患者女性，19 岁，为求"重睑"手术来诊，患者不满足于现有的"内双"，想要更加鲜明的"外双"，因为工作原因要求恢复快。与患者沟通后，在局麻下行"埋线法重睑成形术，内眦赘皮矫正术"，术后随访 30 个月，效果满意（图 4-1-1）。

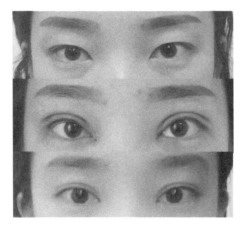

图 4 - 1 - 1　患者术前、术后 7 天、术后 30 个月照片

临床讨论

　　先天性重睑的人，上睑提肌腱膜在重睑线位置发出数条纤维条索，穿过眼轮匝肌附着于真皮，形成了一种眼睑深层组织与浅层组织的连接，从而形成"双眼皮"。而单睑或"内双"的人则没有这种连接或连接位置很低。我们做重睑成形术就是人为地通过缝线或者形成组织瘢痕，再造一个合适的连接。这种连接可分为点状、线状和面状，根据患者的眼睑解剖条件，尽量选择缝线法去解决问题，可以达到创伤小、恢复快的效果，但最主要的还是要保证术后长期稳定的效果。

　　未达到术后长期稳定的效果，即指临床上常见的重睑术后变浅甚至消失。为此需要考虑的眼睑解剖条件主要包括眼睑皮肤厚度、软组织臃肿情况、上睑下垂情况及内眦赘皮程度。针对不同解剖条件，可选择的连接方式包括埋线法（点状）、不剥离下方组织切开法（线状），以及剥离甚至去除下方组织切开法（面状）。

笔记

重睑形成的另外一个原因为重睑线两侧的组织厚度差异。这种差异体现在多个解剖单位，例如先天性重睑的人，其重睑线即为下方薄皮肤与上方厚皮肤的交界线；在切开法重睑成形术中，切除下方睑板前筋膜甚至眼轮匝肌可使重睑更鲜明、稳定，这种效果除了归因于形成了面状连接，还有形成了上下组织厚度的差异。

内眦赘皮的存在往往影响重睑的效果，使其形成"半双"样的外观，同时给人以凶狠、奸诈的感觉。它同样可以被理解为由异常连接（包括位置与方向）和厚度差异（鼻侧与眼睑侧）共同造成。这里需要理解内眦角区下睑也参与这种异常形态的构成。

参考前面提到的重睑形成原理，归根结底我们要通过松解异常连接，建立或不建立新的连接及调整鼻侧与眼睑侧组织厚度，重新定义一个"理想的内眦赘皮"形态，抑或消除内眦赘皮。

内眦赘皮矫正术最困扰医生与患者的问题即瘢痕增生，为防止增生，需要认清增生发生的本质，即张力的来源，如哪个方向的皮肤量缺失、眼轮匝肌的作用力方向等。清楚以上原则之后，最终通过调整切口线与重睑线的位置关系，来达到"外双"或"内双"的效果。

该患者先天性"内双"，未做过任何形式的重睑成形术，因此我们的思路是在更高的理想位置重新进行重睑成形术，无论哪种方式，既有的"内双"可无视。这在重睑修复病例里即有体现，宽修窄难，窄修宽易。窄修宽的方法有两种，即埋线法或切开法直接高位固定，和切开法切除多余皮肤或瘢痕并高位固定。因为该患者没有既往重睑成形术瘢痕、上睑皮肤没有明显松弛，我们选择第一种方法。

在埋线与切开的选择上，如果患者上睑皮肤薄、组织不臃肿，往往可以通过埋线法得到稳定的重睑效果，反之需应用切开法。我们用最简单的方法测试，即在患者上睑充分放松后，用曲别针设计理想的重睑线，松开曲别针后重睑形态维持超过 5 秒，即选择埋线法。

设计时注意患者的内眦赘皮需要用拇指推向鼻侧缓解后进行重睑设计，同时在这个状态下可以大致判断"外双"形成的可能性。"外双"的成功与否不完全在手术，更取决于患者的解剖基础。术前设计时无法持续维持"外双"形态，术后必将恢复为开扇形态。

麻醉采用 1% 利多卡因 + 1 : 20 万肾上腺素局部浸润麻醉，待注射麻药 7 分钟以后开始手术。首先需做内眦赘皮矫正术。该病例因术前设计时可以形成稳定"外双"形态，在常规皮瓣法内眦赘皮矫正术的基础上，进行了局部皮下组织修薄、眼轮匝肌浅层去除，以及内眦角皮下再连接。

埋线法重睑成形术采用 6 点法，最内侧一点设计时低于内眦赘皮矫正切口沿线，以增强"外双"的形成。如采用 3 点法，也可在内眦赘皮矫正切口沿线下方，单独进行一针缝线法，7 天后拆除。埋线法尽量在患者可接受范围内适当矫枉过正，以期中远期重睑宽度恢复到一个理想状态。

病例点评

重睑术是我国整形美容最常见的手术之一，重睑手术大致分为切开法和埋线法，而后衍生出的 3 点微创等等原理类似。埋线法重睑因创伤小、恢复快广受欢迎，但受求美者本身条件限制，皮肤薄、松，眼睑组织少、睑裂长的更适合埋线法重睑成形术，医者不能因为求美者自身要求而盲目为之实施不适当的手术形式。本例求

笔记

美者皮肤薄、较松弛，但存在内眦赘皮，因而选择联合切开内眦赘皮矫正的埋线重睑术，术式选择合理，术后效果良好。

病例 2　切开法重睑成形术，下睑整形术

📋 病例介绍

患者女性，44 岁。为求"双眼皮，去眼袋"手术来诊，患者自觉下眼睑松弛、"眼袋"明显，并想同时行"双眼皮"手术来诊。与患者沟通后，在局麻下行"切开法重睑成形术，下睑整形术"，术后随访 25 个月，效果满意（图 4 - 1 - 2）。

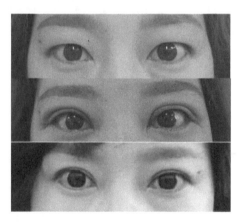

图 4 - 1 - 2　患者术前、术后 7 天、术后 25 个月照片

🔬 临床讨论

切开法重睑成形术主要适用于上睑皮肤松弛、眼睑组织臃肿的患者。这里说的眼睑组织臃肿不包括单纯眶隔脂肪的臃肿，主要指皮肤、眼轮匝肌及 ROOF。

虽然下方眼轮匝肌去除与否一直存在争议，但是可以肯定的是，切除了眼轮匝肌确实能使眼睛睁得更大，重睑长期稳定性更强，并且极少有取代的组织瘢痕增生加重下唇肥厚，形成"香肠眼"的情况发生。

眶隔剖开与否也存在一定的争议，但是多数情况下我们需要剖开眶隔显露深方组织以进行更深、更高的固定。而对眶隔脂肪的处理，目前更多倾向于保留或再分布，只有极少数眶隔脂肪过剩的情况需要适当去除。

很多人一直将固定在睑板还是上睑提肌腱膜甚至眶隔，与"静态双眼皮、动态双眼皮"挂钩，但上睑本身即是一个动态的结构，一味地追求一定要固定在某一个结构，不如根据重睑形成的形态在不同部位进行不同的固定，以获得更加自然的曲线。毕竟不同个体的解剖差异较大，睑板的宽度，腱膜和隔膜的韧性、斜行分布的高低、卷曲部位的深浅各不相同。

上睑提肌是否同时需要缩短，要看是否存在上睑下垂，但是对于一个求美者来说，上睑下垂的标准可以从睑缘遮盖角膜 2mm 放宽到 1mm。

下睑整形术可以分为结膜入路和皮肤入路，主要根据是否需要切除松弛的下睑皮肤和眼轮匝肌及重置松弛的眶隔来决定。分离的平面通常是保留少量睑板前眼轮匝肌的轮匝肌下分离，少数皮肤薄、细纹多的病例也可以做双平面分离，分别解决皮肤和肌肉问题。

眶隔和眶隔脂肪的处理主要包括三种技术：眶隔脂肪切除、眶隔重置及眶隔脂肪再分布。从历史上的眼袋切除术，再到后来流行的眶隔重置脂肪再分布术，目前的趋势是结合三种方法的综合下睑整形术。

眼轮匝肌的悬吊不仅可以有效预防术后复发，还有形成"卧蚕"的作用，往往可以常规进行，而面中部的提升不但可以减轻鼻唇沟、复位"苹果肌"，还会提供一个强有力的支撑，防止下睑整形术后复发。总之通过下睑整形术一个切口，可同时解决诸多问题，达到综合美容的效果。

该例患者单睑，上睑皮肤松弛且臃肿，存在内眦赘皮，下睑同样皮肤松弛并有眶隔脂肪疝出，泪沟、颧睑沟明显。因此我们的思路是做切开法重睑成形术、内眦赘皮矫正术、皮肤入路的下睑整形术。由于患者无法承担内眦瘢痕增生的风险，拒绝内眦赘皮矫正术。

术前测试证实，在提眉上睑皮肤自然伸展的情况下，设计理想的重睑线，松开设计器后重睑形态瞬间消失，因此选择切开法。皮肤切除量的设计为提眉与松手后设计器分别指向的高度差。

麻醉采用 1% 利多卡因 + 1 : 20 万肾上腺素局部浸润麻醉，待注射麻药 5 ~ 10 分钟以后开始手术。切除皮肤后，分离下方皮瓣，切除上方切口线以下大部分肥厚的眼轮匝肌及睑板前软组织，以此减轻臃肿的外观并形成面状连接，防止术后重睑线变浅消失。

全层剖开眶隔，如有可能尽量保留一束含血管的眶隔膜，防止上方眶隔退缩。此患者可适当去除疝出的眶隔脂肪，并将外侧眶隔脂肪跨过保留的眶隔膜重置于中间，防止局部凹陷样外观及"三眼皮"。

根据自然曲线，内侧固定于睑板前筋膜，中间固定于上睑提肌腱膜增厚区，外侧对腱膜卷曲区进行适当修剪后固定。卧位及坐位观察重睑形态及对称性，标记并调整后缝合皮肤。调整是重睑成形术中最难的步骤，切忌反复调来调去，控制手术时间。

下睑设计在坐位标记局部疝出的脂肪位置及泪沟位置，局麻满意后，在眼轮匝肌下平面分离至弓状缘，注意要断开泪沟韧带，在骨膜上分离至泪沟线远端。泪沟韧带如果没充分断开，泪沟畸形无法改善，同样骨膜下分离眶隔脂肪再分布的填充效果不佳。

　　对眶隔及眶隔脂肪进行切除、重置、再分布的综合处理，以内/中眶隔脂肪为主。进行 SOOF 的提升，加强"苹果肌"，并形成术后支撑。提起外侧肌皮瓣，设计肌皮瓣切除量，可嘱患者张口发"啊"音，避免切除过量，导致下睑外翻。切除的皮肤可暂时保留，以备切除过量时部分回植。剥离眶外侧缘，并将眼轮匝肌悬吊固定，防止术后复发。

病例点评

　　该病例为中年女性的眼周综合年轻化案例，与前一病例不同，本例求美者上睑皮肤较厚且松弛，组织臃肿，更适合进行切开重睑术。在进行上睑年轻化手术时，由于去皮量较大，常会带来刀口延长、重睑结构臃肿等，因此针对上睑皮肤特别松弛的求美者，可以选用切开重睑与悬眉相结合的术式，分散切口去皮量，达到更美观的效果。

（郭　澍　金石锋）

下睑整形1例

病例介绍

　　患者女性，45岁。双侧下眼睑呈袋状垂挂，尤以中间明显，组织臃肿，向外侧突出，微笑时尤为明显，随年龄增长症状逐渐加重。为行手术治疗入我科。患者近两周无眼周及结膜不适。查体：双眼外形基本对称，双下睑皮肤弹性欠佳，松弛，双下睑臃肿膨隆。无下睑外翻（图4-2-1）。患者入院后行"双侧眶隔脂肪释放、泪沟填充、多余软组织切除，下睑悬吊、上睑下垂矫正术"（图4-2-2、图4-2-3）。

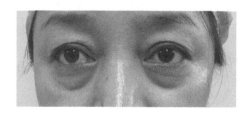

图4-2-1　术前正面

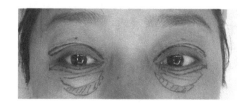

图4-2-2　术前设计

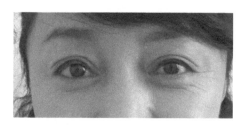

图4-2-3　术后6个月正面

临床讨论

眼袋通常根据皮肤（下睑皮肤的松弛情况）、肌肉（眼轮匝肌的肥厚或松弛情况）及脂肪（下睑眶隔脂肪疝出或增多情况）而进行分类。因此，我们将眼袋大致分为单一型（皮肤、肌肉及脂肪中任何一种成因）和混合型（皮肤、肌肉及脂肪中任何两种或三种成因）。

眼袋的治疗方法可分为手术治疗及非手术治疗。

1. 手术治疗

（1）手术入路：①结膜入路。适用于仅涉及脂肪问题的患者。②皮肤入路。除单纯脂肪原因所致眼袋的患者。

（2）手术方法：①脂肪。手术首先解决脂肪问题，多行眶隔释放重置术。将眶隔脂肪呈扇形固定于眶下缘的骨膜上，而后再去除多余的脂肪。②肌肉。对于眼轮匝肌肥厚的患者，可仅去除部分肌肉。如眼轮匝肌松弛，可将眼轮匝肌悬吊于眶外缘的骨膜上。③皮肤。将松弛的皮肤适当提紧，去除多余的皮肤，将皮肤和肌肉同时与下睑缘缝合。

（3）注意事项：①眶隔重置的位置要确切，应在泪沟的正下方，以达到填补泪沟的目的。②眼轮匝肌的悬吊不宜过紧过高，避免术后下睑僵硬、不自然。③皮肤及眼轮匝肌不宜去除过多，避免术后下睑外翻。

2. 非手术治疗

激光、脂肪等填充或溶脂、线雕等技术均可作为手术的辅助治疗方法。

📋 病例点评

本例进行了经皮入路的切开法下睑手术，对眶隔和眶隔脂肪进行了综合性的眶隔脂肪切除、眶隔重置及眶隔再收紧，在改善眼袋的同时填充了泪沟区域，并且完整保留了下睑轮匝肌（卧蚕）结构，术后效果自然，避免了单纯脂肪减量带来的下睑区凹陷和下睑外翻的情况。

（孙　强）

上睑下垂的修复 2 例

病例介绍

病例 1

患者女性，以"双眼形态不良"为主诉入院。患者出生时被家人发现双眼形态不对称，左眼睁眼无力，未在意，青春期后症状明显，左眼上睑遮挡瞳孔上缘，诊断为轻度上睑下垂，要求手术治疗，就诊我院，行上睑下垂畸形矫正术（图 4-3-1、图 4-3-2）。

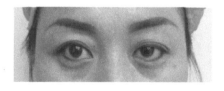 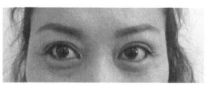

图 4-3-1　术前 1 个月　　　　　图 4-3-2　术后 1 个月

病例2

患者女性，以"双眼形态不良"为主诉入院。患者随年龄增长上睑皮肤松弛，睁眼无力，双侧上睑遮挡瞳孔中上部，诊断为轻度上睑下垂，要求手术治疗，就诊于我院，行上睑下垂畸形矫正术（图4-3-3、图4-3-4）。

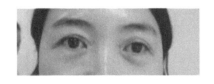
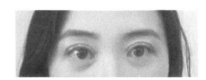

图4-3-3　术前照片　　　　　图4-3-4　术后2周照片

临床讨论

上睑下垂修复是眼部整形美容手术中较常见的一类，上睑下垂不仅影响眼部外观，还可影响视力，上睑下垂手术与重睑手术不同，不单纯是一种美容手术，更多的是功能恢复。

部分上睑下垂患者为摆脱下垂上睑的干扰采用额肌瓣悬吊术，利用额肌的收缩或采用仰头视物，不仅可能造成过多额纹形成，重者可造成脊柱畸形，但对于重度上睑下垂的情况，该方法有较好的矫正效果。额肌瓣悬吊术可直接缝合睑板和额肌瓣，仅需重睑切口即可完成手术操作，可在一定程度上减少手术损伤和瘢痕，同时，额肌瓣悬吊术可降低额部的神经损伤，简化手术操作，降低额肌瓣的游离性，加强额肌瓣的力量，故额肌瓣悬吊术具有较好的矫正效果。

为了减少重度上睑下垂并发症的发生，可使用提上睑肌缩短联合节制韧带松解治疗方法，该方法与节制韧带松解联合，可充分暴露上睑肌，很好地控制睑缘弧度及上睑皱褶位置，更符合患者的生理状态，不仅可以取得良好的美容效果，而且可以很好保持上睑的功能。

对于轻度上睑下垂，临床上多采用上睑提肌缩短术或上睑提肌腱膜折叠治疗，此方法需大量缩短上睑提肌，有发生术后睑闭合不全、复视等并发症的可能。但上睑提肌缩短术是一种有效治疗先天性上睑下垂的术式，尤其对于轻度上睑下垂患者，创口小，易恢复，术后效果自然。

上睑提肌缩短术或上睑提肌腱膜折叠术对轻度先天性上睑下垂患者疗效较好，额肌瓣悬吊术对中、重度先天性上睑下垂患者疗效较好，上睑提肌缩短联合节制韧带松解对于重度上睑下垂患者有更好疗效，且并发症较少，应根据患者病情程度选择治疗术式。

手术设计：①设计重睑线：单眼参照对侧眼设计；双眼根据对称原则及患者的脸型、眉眼距宽窄，一般儿童 3～4mm，成人 4～5mm，术后较自然。皮肤松弛者可适当切除；②分离皮下组织，切除切口下一条眼轮匝肌，暴露睑板，切口上、下唇皮肤置牵引线；③打开眶隔，见有脂肪脱出，下方即上睑提肌腱膜并见白色节制韧带，在睑板上缘上 10～12mm（节制韧带下方水平）处切断上睑提肌腱膜，分离上睑提肌前后面，剪开内外角，根据肌肉的厚度及弹性、有无腱膜异常包裹、节制韧带限制是否过紧，相应调整手术量；④将计划手术量后的提上睑肌，以 3－0 丝线 3 针褥式缝合方式固定于睑板中上 1/3 处，观察上睑缘高度及弧度并调整至满意，一般矫正至上睑缘位于角膜上缘或与对侧眼大小一致；⑤皮肤切口对位缝合并形成重睑，轻加压包扎，术后每日换药，观察角膜情况，夜间予抗生素眼膏涂眼，预防暴露性角膜炎，1 周后拆线。

病例点评

完整而详细的病史是上睑下垂正确诊断和处理的关键。通过询问病史，结合临床表现通常可确诊上睑下垂的类型。上睑下垂程度判定及上睑提肌肌力测量是上睑下垂术式选择的重要依据。手术时应当适度矫枉过正，术后一定要注意保护暴露的结膜，以防止暴露性角膜炎甚至是视力受损的发生。

（王　迪）

综合鼻整形 1 例

病例介绍

患者女性，22 岁，为求"鼻整形"手术来诊，患者要求无明显瘢痕并使用膨体。与患者沟通后，于局麻下行"人工假体植入综合鼻整形术（膨体），自体耳软骨游离移植术"，术后随访 2 年，效果满意（图 4-4-1、图 4-4-2）。

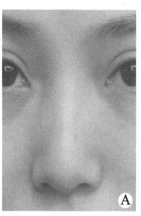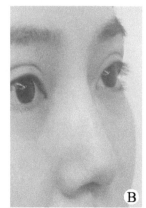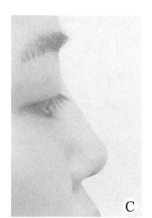

图 4 - 4 - 1　患者术前照片

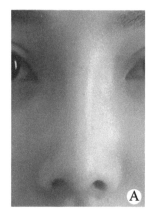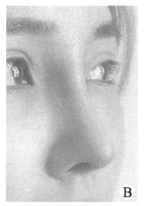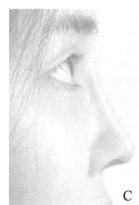

图 4 - 4 - 2　患者术后照片

临床讨论

　　传统的闭合式假体隆鼻，患者总是纠结于应用哪种材料更安全，事实上无论用硅胶、膨体甚至 Medpor 等，术者的技术才是决定是否发生并发症的关键。根据患者的解剖条件，充分交代利弊，选择合适的假体并预处理，正确地截骨，充分地分离与松解，配合适当的软骨移植，以达到最理想的效果。

　　另有患者最关心的感染问题，现有的证据无法证实硅胶和膨体到底哪一种材料更易感染。论细菌附着率膨体更小，论表面积与感染正比膨体更大，膨体气孔无法通过巨噬细胞，硅胶产生包膜可能继发感染等。

假体隆鼻的核心观点即 onlay，因此原来的 L 形假体虽然可以轻易地做出理想的外形，也只能逐渐退出历史舞台。毕竟99% 以上的假体穿出发生在鼻尖、鼻小柱及鼻腔黏膜，即便用自体组织包裹，L 形假体的短臂也已经被证实并不安全。

想要达到 onlay 就要有一个合适的填充空间，而空间的基底和外罩同样重要。一个斜坡上盖房子总会盖歪，一个胖子穿小衣扣子终会崩开。因此术前 CT 是非常必要的，根据基底情况我们可以选择截骨、矫正鼻中隔、个性化雕刻假体等。当然充分松解的外罩提供足够的皮肤延展，以减少假体承受的张力也是非常重要的，尤其注意鼻骨、鼻翼软骨移行区开始单靠钝性分离是不充分的。

有了增高的鼻背就要匹配对应的鼻尖，这部分我们往往通过自体组织移植来填充，通常取耳甲腔软骨做盾牌，必要时也会动用耳甲艇软骨做鼻小柱填充，甚至为了消灭死腔联合耳后筋膜的移植。这里我们更建议手术设计时将鼻背匹配于鼻尖，而不是鼻尖去配合鼻背高度，因为闭合式隆鼻的术野决定了前者易、后者难。当然，如果鼻背填充也用真皮、软骨等自体组织，将更加安全。

开放式综合鼻整形因其更广阔的术野，医生可以解决更多的问题，运用更多的手术技巧，如双平面的分离、软骨和黏膜的进一步松解、鼻软骨的缝合成形及更多样的软骨移植物应用。软骨移植里还包括不同自体软骨的比较及不同方式的支架搭建，没有金标准，需要个性化设计。

笔记

本例手术在与患者充分沟通后，患者选择开放式综合鼻整形，假体材料和自体软骨供区选择膨体＋自体耳软骨。术前评估鼻部皮肤较厚，鼻额角充分，CT 未见明显鼻骨和鼻中隔偏斜。

麻醉采用 1% 利多卡因 ＋1∶20 万肾上腺素局部浸润麻醉，待注射麻药 7 分钟以后开始手术。取鼻部飞鸟形切口切开皮肤、皮下，沿软骨膜以浅掀起皮瓣，充分松解皮肤外罩，解剖两侧大翼软骨，并进行缝合悬吊，尺寸 I 形膨体假体，尽量减少雕刻（此点膨体与硅胶不同），置入 20ml 注射器，于稀释碘伏溶液形成负压，反复抽吸，备用。

分别取一侧耳甲腔软骨及耳甲艇软骨，注意保留耳轮角支撑。取软骨时背侧软骨膜不容易分离，为节省时间可同软骨一同取出后单独回植。耳甲艇软骨缝合于 I 形假体，形成 L 形复合物，耳甲腔软骨制成双层盾牌缝合于转角处，形成最终复合体。

植入复合体观察效果，如必要可取出进行局部调整，但应注意，应用膨体假体时，术中需矫枉过正，因膨体在术后会有一定的高度变化。

病例点评

在面部，鼻位于正中且最凸出，对个体气质影响最大。隆鼻术由最早的闭合式假体隆鼻，发展到开放式综合鼻整形，再到综合鼻整形，核心的技术主要包括截骨术、分离与松解（皮肤、软骨及黏膜）、鼻软骨缝合成形、鼻软骨移植支撑、鼻背移植物填充等（注射隆鼻属另一范畴）。现随着材料学和组织工程学的进步，利用自体软骨细胞培养所得的个性化软骨材料等也开始在临床应用，而不论哪一种材料，要想获得满意的效果，除需选择材料组合、支架搭

笔记

建等专业知识以外，更重要的是与求美者充分沟通，合理利用术前设计软件，以求最大程度上获得求美者所喜爱的术后效果。

（金石峰）

面部年轻化 1 例

病例介绍

患者女性，50 岁。近 5 年自觉面部皮肤松弛下垂，皱纹增多。专科检查：患者额部、眉间皱纹增多，眉及眼睑外侧皮肤松弛下垂，部分遮盖眼睛。下眼睑皮肤松弛，有眼袋，泪沟明显。鼻唇沟深，颏唇沟明显。面颊侧方软组织松弛下垂，呈现皮肤囊袋（图 4 - 5 - 1）。积极完善术前检查及术前准备，于全麻下行"高位 SMAS 全面部除皱术"，术后患者恢复良好，7 天后拆线出院。术后

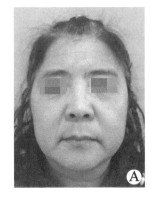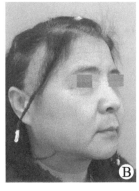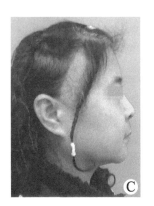

图 4 - 5 - 1 术前

81

随访 1 年，效果满意。面部松弛下垂的症状得到改善，颏唇沟变短，"羊腮样"改变消失。唇部外形对称，耳前和颞部瘢痕不明显（图 4 - 5 - 2）。随访期限内未行二期手术。

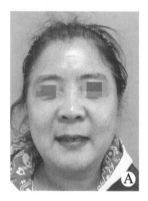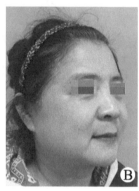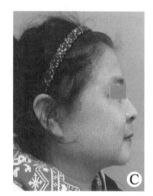

图 4 - 5 - 2　术后

🔬 临床讨论

传统的面部提升术，依靠收紧老化皮肤达到提升面部和支撑面部深部下垂组织的目的。虽然术后早期效果很好，但很容易复发，并且容易出现伤口瘢痕增生和不协调的术后容貌。皮肤是一种弹性组织，它的功能只是覆盖面部组织，并不能支撑下垂的肌肉、脂肪和其他深在的结构。将皮肤作为载体支撑下垂的深部组织会破坏其覆盖功能，使皮肤变薄并导致瘢痕增生、耳屏退缩、耳垂错位、面部皮肤过紧等不自然的外观。过大的皮肤张力会让面部轮廓变得扁平，发际线移位。

SMAS 是一个无弹性的结构层，能对面部组织产生支撑作用，使用 SMAS 瓣提升下垂的面部组织，能减轻皮肤缝合时的张力，减轻切口的瘢痕增生，皮肤不会变薄，保留了皮肤的收缩能力和自我修复能力，避免出现面部紧张上提的外观。

高位 SMAS 相对于传统的颧弓下方低位 SMAS 瓣而言，后者不能对中面部和眶下区的组织产生影响。低位 SMAS 的设计目标是下颊部和山羊腮，对上颊部不产生效果，高位 SMAS 把瓣设计得更高，沿颧弓上缘，并将内侧分离扩大，能动员中面部组织。

颞部除皱需沿着颞部切口切开皮肤、皮下脂肪组织。在皮下脂肪层和颞浅筋膜层之间由后外侧向前内侧进行皮瓣剥离，一直到达眼轮匝肌，用剪刀分离眼外侧皮肤和眼轮匝肌，松解眼周的皱纹。在发际内切开颞浅筋膜形成颞浅筋膜瓣。分离筋膜瓣前端时以剪刀上下纵向分离，减少对面神经颞支的损伤。

颊部除皱需从耳轮缘到耳垂及部分耳后切开皮肤、皮下脂肪层，将皮瓣向前内侧进行分离，注意保留一定的皮瓣及皮下脂肪厚度。分离范围从眼轮匝肌到颈阔肌上部。在颧弓上方水平切开 SMAS 筋膜，前端沿眼轮匝肌折向前下方。在腮腺咬肌筋膜表面掀起 SMAS 瓣。注意切断颧弓韧带和咬肌皮肤韧带，用剪刀在颧前间隙进行纵向分离。这样中下面部的软组织分离完毕，向后上方的活动度增加。

将 SMAS 向外上方提升，用线牢固地固定在颧弓上，再将 SMAS 缝合固定在颞深筋膜、耳前韧带。在 SMAS 边缘剪开一条长约 4cm，宽约 1cm 的 SMAS，将它经过耳垂下极转到耳后，用缝线固定在耳后乳突区的韧带上。SMAS 固定后发现面部有多余皮肤，可以做到无张力去皮。而且将 SMAS 固定在耳后以后，颈部得到收紧。颞部的颞浅筋膜向斜上方固定在颞深筋膜上。切除多余的面颊部、额部和耳后皮肤，止血，同法处理对侧。每侧面颊部和颈部放置一根负压引流管，接 200ml 负压球，缝合皮肤。

额部除皱需在额部正中切开倒 "V" 形切口，用剪刀在额肌深面进行锐性加钝性分离。额部的皱纹形成原因是额肌的过度收缩，因此在进行额部除皱时组织剪刀的尖部与额肌纤维垂直，剪断部分额肌纤维，减少额肌收缩的力量，以达到减轻额纹的目的。同时也要在盲视下剪除部分皱眉肌、降眉肌及鼻背肌肉的纤维，以减少眉间纹和鼻背皱纹。

1. SMAS 因为深在的剥离层次，所以存在面神经损伤的危险，因此手术操作前一定要熟悉面部组织层次和面神经解剖。

2. SMAS 的分离与悬吊（图4-5-3）是高位 SMAS 除皱手术的关键步骤。①在颧弓表面，沿颧弓走行，将切口向后和向下走行到腮腺尾部表面，到上外侧颈部的胸锁乳突肌前缘。分离范围远离下颌缘支。②在腮腺的内侧可以看到腮腺咬肌筋膜，在这层表面做钝性分离很安全，不会损伤神经，但做锐性分离、钳夹或电凝时必须非常谨慎。向面部的中央分离时，过了腮腺前缘分离要仔细。③SMAS 下分离必须进行到下颊部的腮腺前缘表面，确保腮腺咬肌韧带被释放。④在腮腺上部可以看到包裹上唇提肌很薄的 SMAS，分离必须在颧大肌上部的浅层进行，小心暴露其上1~2cm。骨膜、SMAS 和皮肤之间的纤维连接必须断开，并完全释放，这样可以增大 SMAS 瓣的移动度。⑤颧大肌起点的下内侧和副腮腺与腮腺导管的上内侧是颧骨和腮腺咬肌韧带之间的过渡区域，非常接近面神经颧支，是 SMAS 分离的最危险部分，但适当的 SMAS 释放至少要部分断开这些限制性附着。

3. 术后处理：为促进组织愈合，减少死腔形成。所有剥离的部位要用棉垫加压包扎。皮下要放置负压引流管，24小时引流量少于20ml 时拔除。头面部除皱手术后有一段时间肿胀，同时手术的剥离会造成感觉神经分支的损伤，造成感觉减退。因此不要采用热敷消肿，以免出现皮肤烫伤。

⊕ 病例点评

　　除皱手术是一项较大的面部年轻化手术。虽然微创年轻化方法越来越多，但这个方法仍然不能被完全替代。对于面部松垂严重的患者仍然要采用 SMAS 提升的方法使下垂的组织恢复原位，在此基础上才能充填凹陷、凹沟。

　　面部深层持续不变且有魅力的支撑作用不可能通过放置几根悬吊线来获得。埋线提升的方法会出现一些问题，如缝线外露、牵拉凹坑、明显的弓弦样改变、神经损伤、面部动作障碍、慢性疼痛和表情异常。"缝线提升"的根本缺陷在于用小段的提升线支撑一大片娇嫩的、柔软的活动组织。随着时间的推移这些缝线就会像"线勒豆腐"一样穿过它们本应支撑的组织。缝线悬吊还会妨碍面部组织的自然凹陷，产生不自然的外观。SMAS 提升是通过直接的组织接触和愈合实现组织锚定，能实现可靠、平滑的面部组织提升，这样提升后表情更自然。

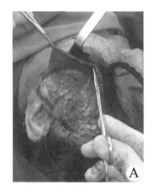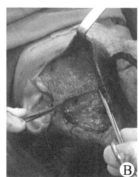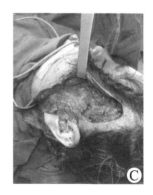

A. 掀起 SMAS 瓣；B. SMAS 瓣超过颧弓；C. SMAS 瓣缝合悬吊。

图 4-5-3　SMAS 瓣的分离和悬吊

（黄　威）

体型塑造1例

病例介绍

患者女性，28岁，青春期后腰臀及大腿部脂肪堆积，经节食与锻炼无明显改善，为求改善体形来我科。

查体：患者身高163cm，体重65kg，BMI为24.5kg/m²。臀部及大腿脂肪堆积，腿部呈轻微马裤腿样畸形，腰围85cm，臀围94cm，左大腿围55cm，右大腿围56cm，脐周皮褶厚度4cm，髂腰区皮褶厚度3cm，大腿内侧皮褶厚度3cm（图4-6-1）。术中于腹股沟、臀沟部位设计小切口，每部位按拟抽吸量1∶1注射肿胀液，抽吸时自深而浅，每个层次均以扇形进行抽吸，最后共计吸出脂肪4000ml，患者穿戴塑身衣3个月。术后1周复查，瘢痕恢复可，吸脂部位形态良好，无皮肤凹陷、皮下硬结等症状发生。

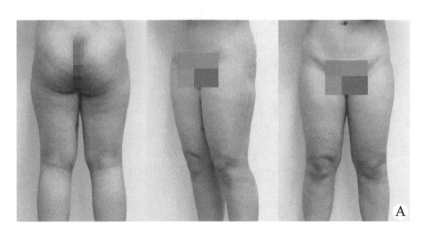

A

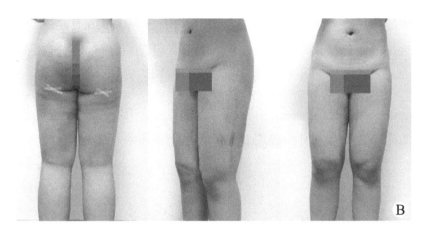

图 4 - 6 - 1 　术前及术后 1 周

🔬 临床讨论

　　脂肪抽吸术又称闭式减肥手术，是现今整形美容领域最常见的减肥塑形手段，目的是减少皮下脂肪层的堆积，达到美体塑形的效果。适用于非病态性肥胖的患者，术前应排除因全身性疾病、病态生活方式等原因造成的肥胖，另外有心肺疾病、期望值不切实际、伤口愈合困难等患者应避免该项手术。现今常用的脂肪抽吸法为利用肿胀技术的脂肪抽吸法，旨在运用平衡盐溶液 + 利多卡因 + 肾上腺素的混合液对脂肪进行肿胀处理，达到安全高效的吸脂效果。笔者建议肿胀液配制比例为平衡盐溶液 1000ml + 2% 利多卡因 20ml + 1 : 1000 肾上腺素 1ml。皮下脂肪层分为蜂窝层和板状层，前者位于真皮下浅层，后者位于浅筋膜与肌肉筋膜之间，抽吸时应自深向浅，在板状层和蜂窝层进行全层抽吸（图 4 - 6 - 2），重要的是要保护真皮下层脂肪团，以保证良好的皮肤回缩，同时避免形成局部凹陷。躯干四肢吸脂时常用 2.5 ~ 4.5mm 直径的钝头吸脂针，面颈部常用直径为 1.5 ~ 2.0mm，近年来出现的多孔针对提高吸脂效率

笔记

很有帮助（表4-6-1）。在抽吸过程中，深部脂肪可以选用孔径较大的吸脂针，越靠近皮肤选用的吸脂针直径应越细，避免出现皮肤凹陷畸形。术后常见的并发症为早期的血肿、血清肿、淤斑等，可以通过正规操作、避免过度吸脂、术后适当补液、穿戴塑身衣等方法来避免。远期并发症为皮肤凹陷、形态不规则等，为避免远期并发症可以选用口径较细的吸脂针，同时注意吸脂量宁少勿多。

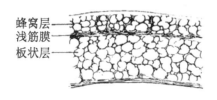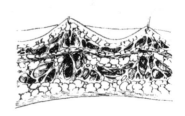

图4-6-2 脂肪组织分层和全层抽吸后

表4-6-1 各种规格吸脂针

规格	针 孔 示 意
圆孔	
椭圆孔	
长圆孔	
水滴孔	
单孔	
对孔	
90°孔	
品字孔	
四孔螺旋孔	
四孔对孔	
水滴排孔	
长孔排孔	

病例点评

1. 病例中的患者为单纯性肥胖，经过系统全身检查和对其生活方式进行了解后排除病态肥胖。患者主要诉求为减少腰臀及大腿部的脂肪堆积，术中选用腹股沟、臀沟、髂后上棘周围等隐秘部位设计小切口，为达到良好的塑身效果，采取了环状吸脂，所选用的吸脂针直径为3mm。

2. 吸脂术最严重的并发症为脂肪栓塞及深静脉血栓，前者主要因为暴力操作，导致高压下油脂入血；后者主要因为在大量吸脂时体液量补充不足、术后长期卧床等，发生率更高。为避免此类严重并发症，在操作时应等待肿胀液充分起效，动作轻柔且注意层次，避免损伤重要血管，同时在术前、术后注意补液，对于全麻患者，术前应给予1000～1500ml林格液，术中、术后补液量应为吸脂量的2～2.5倍，术后鼓励患者早期下地活动。

（吕梦竹）

自体脂肪移植技术 1 例

病例介绍

患者女性，34岁。随年龄增长及怀孕、生产，体重大幅下降，面部出现多处凹陷，显得衰老，无精打采，要求改善外貌来诊（图 4 - 7 - 1）。

查体：额部平坦，眶下区凹陷合并泪槽沟加深，颞部及颧弓下区凹陷，"苹果肌"欠饱满。腹部及大腿脂肪堆积较多。辅助检查：血、尿常规，出、凝血功能，肝、肾功能，肝炎病毒指标，HIV、RPR、血糖检查，心电图检查，胸部 X 线片等无异常，诊断为面部老化性凹陷，积极完善患者术前检查及术前准备，于全麻下行"自体脂肪移植、面部填充术"。术中以直径 2.5mm 吸脂针，采用手动、低压抽吸技术于腹部提取脂肪，经清洗、离心后制备结构性脂肪颗粒移植物，以直径为 1mm 的移植针，将移植物多层次、多隧道、多点位注射到各个凹陷区域。术后注射区避免加压，患者恢复良好，1 天后吸脂区切口无大量渗出后将预留的缝线打结，更换塑身衣，出院。术后随访半年，效果满意，外形对称，无瘢痕（图 4 - 7 - 2）。随访期限内未行二期手术。

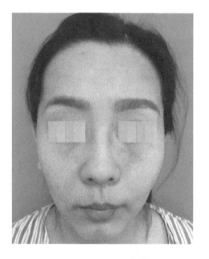

图 4 - 7 - 1 术前

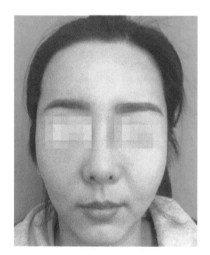

图 4 - 7 - 2 术后半年

笔记

临床讨论

自体脂肪移植是指将供区通过手术切取或负压抽吸等方式获取的自体脂肪组织，在体外经过一定加工处理（包括漂洗、提纯、添加自体干细胞或异体细胞因子、药物等方式）后移植于受区，以达到增加组织容积、促进组织再生或改善组织质地等目的的组织移植技术。

根据美国食品药品监督管理局（FDA）2015年2月起草的自体脂肪移植的指导意见，自体脂肪移植根据其治疗目的可分为同源性治疗和非同源性治疗两类。同源性治疗指的是自体脂肪组织移植后在受区仍发挥脂肪组织原有的功能和维持原有形态。在各类软组织缺损的填充治疗中，移植的脂肪组织可以替代或补充受区的组织，发挥脂肪组织的内分泌、代谢等功能，维持脂肪组织的体积，以增加受区容积等，如自体脂肪移植丰臀、丰乳等。非同源性治疗指的是脂肪组织提取物（不含有脂肪细胞或脂肪结构的成分，但包括其他细胞及细胞因子等活性物质）经过或未经细胞培养扩增步骤，移植后发挥的作用与供区组织不同，利用移植物内的干细胞、细胞因子等活性物质促进受区组织再生，修复组织缺损，如促进溃疡创面愈合、改善皮肤质地、调节局部免疫反应、促进移植物血管化等。

禁忌证：①存在慢性疾病病史，致使不能够耐受自体脂肪移植手术打击及有麻醉风险者，如有心血管疾病、血液系统疾病等；②受区有潜在肿瘤发生风险者。如有乳腺癌家族史或本人有乳腺癌易感倾向者；③待移植区域曾注射过不明注射物或有人工材料占位；④正在进行抗凝治疗或有出血性疾病史，有局部出血的危险；⑤处于妊娠或哺乳期的女性；⑥受区有感染灶、受区血液供应不

笔记

良、受区曾行肌腱神经吻合修复、硬脑膜缺损和腹部手术后粘连。但随着脂肪移植研究的深入，上述感染、血供差等自体脂肪移植治疗禁忌证将可能成为组织修复再生治疗的适应证。

脂肪组织的获取：①肿胀液的配制比例：以每500ml生理盐水加肾上腺素1mg、2%盐酸利多卡因20ml（全麻时减量）的比例配制肿胀液，一般肿胀液量：抽吸量＜3∶1；②抽吸负压推荐：手抽法用10ml或20ml注射器，抽吸前注射器内预留1/4～1/2空气；抽吸负压不高于0.5个大气压；③吸脂管管径：根据注射部位脂肪颗粒的粗细程度，在需要大容量填充的部位（如乳房、臀部），移植颗粒直径2mm左右，可选用直径2.0～2.5mm的抽吸管；在需要精细填充的部位（如泪沟皱纹等），可选用直径1mm左右的抽吸管；④有条件的单位可选择低温处理待纯化的抽吸脂肪，但低温储存尚无合适技术和标准，目前不推荐。

脂肪组织的提纯：脂肪组织提纯的目的是去除抽吸物中的脂滴、纤维组织碎片、血细胞，以及肿胀液中的利多卡因、肾上腺素对脂肪颗粒的影响，以获取高纯度、高活力的脂肪颗粒。①脂肪的漂洗：采用生理盐水漂洗1～3次，以减少肾上腺素及利多卡因对脂肪细胞活性的影响；②脂肪的提纯：可采取低速离心或过滤的方式（1000～1200转/分，5分钟），快速去除颗粒脂肪组织中过多的水分、脂滴及纤维组织。

脂肪组织的注射移植：①采取多点、多隧道、多平面的注射方式，使脂肪颗粒移植后能获得足够的生存空间、获取充足养分，单次移植量宁少勿多，移植后表面皮肤张力不可过大；注射单点直径＜1.5mm的脂肪颗粒是可以存活的，如单点、单层过多注射，则可能发生囊肿和坏死；②根据受区的解剖特征，将自体脂肪精准地移植到不同脂肪室结构内，进一步优化脂肪移植方法，使脂肪移植方法

笔记

更加安全、有效，受区外观更加符合正常解剖特征；③同一部位的补充脂肪移植时间建议间隔 3～6 个月以上。

保证注射移植操作的安全性：①首先要严格筛选患者，对于多部位、大面积（＞25cm²）及血管丰富的危险区域，如颞部、眉间、眶周、面颊部等的移植治疗，为便于术中严重并发症的抢救，术前需开放静脉；②注射前需回抽针筒，应采用钝针以边退边注射的方式移植脂肪；③禁止暴力突破、锐针前进推注及高压注射；④面部等精细操作部位应采用 1.0～2.5ml 注射器，躯干部位可采用 2.5ml 或 5ml 注射器，或专用的移植枪进行注射。

各部位脂肪移植：①颞部的注射：需注意避开颞浅动脉及其分支、颞中静脉及其属支等较大的血管，可从颞线、发际线交点内侧 1cm 处进针，在疏松结缔组织层及皮下层的相应脂肪室内进行注射；②额部眉间的注射：需注意避开眶上、滑车上血管，这些血管从眉下走行至发际方向，由深（骨膜面）入浅（肌肉、皮肤），且相互之间有着广泛的交通支，选择较粗的移植管（1.5mm 以上管径），注射方向与血管平行，在额肌上下两个平面注射相对安全；③颊部的注射：需注意避开眶下血管及其分支，面颊部的各个脂肪室，推荐自上而下、由深层至浅层的轻柔操作，遇韧带或间隔阻挡不可强行突破，因颧部的填充可能提升中面部、减轻鼻唇沟的深度，故填充应遵循自上而下的原则；④鼻背的注射：由于鼻背血管与面动脉分支，眶上、滑车上动静脉的交通，操作时注意沿骨面或皮下注射，因自体脂肪支撑力有限，不宜注射过多，以免造成宽鼻畸形；⑤乳房部位的注射：为避免移植物结节、钙化、液化等并发症，需注意采用多点、少量的注射方式，选择皮下、乳腺后间隙两个层次，避免误入乳腺腺体内，影响乳腺肿瘤的诊断；⑥其他躯干部位的注射：由于层次明显且不如头面部血管丰富，一般

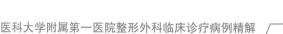
较为安全。

🔾 病例点评

自体脂肪移植是一项已有一百多年历史的"新"技术,其诞生时间早,临床应用范围广,且操作方式处于不断发展和更新中。随着对影响移植脂肪成活因素研究的深入,目前已形成了"采用活性高的颗粒脂肪进行移植可提高术后脂肪移植成活率"的共识。文献报道了多种不同的脂肪移植技术,其中具有代表性的技术有:结构脂肪移植技术、3 低 3 多(3L3M)脂肪移植技术和 Nano 脂肪移植技术。尽管每年自体脂肪移植相关的新器械、新方法层出不穷,但仍缺乏高质量的循证医学证据确定自体脂肪移植的标准术式。

(1)急性并发症的预防及治疗

急性并发症是指术中及术后 6 小时内出现的并发症,多为严重并发症,如失明、突发剧烈胸痛等。主要与医生的注射操作相关,为脂肪或油滴误入血管引起栓塞,若不及时处理,可造成偏瘫、失明甚至死亡的严重后果,需要引起重视。预防措施:①术前开放静脉通道,便于应急抢救;②熟悉局部解剖结构,避开重要血管、神经;③轻柔操作,避免损伤局部血管,导致脂肪误入血管;④后退式注射移植脂肪。

(2)血管栓塞的急症抢救措施

手术过程中如患者出现胸闷、视力障碍、局部剧烈疼痛等不适主诉,要考虑血管栓塞的可能。一旦确定为血管栓塞,应立即进入抢救程序,主要处理措施有:①立即停止脂肪注射操作;②依据患者的主诉和相关体格检查,判断脂肪栓塞的类型及可能的血管栓塞部位;③吸氧、仔细查体,同时积极准备心电监护、气管插管等抢救措施；④扩容：通过开放的静脉予以扩容（20% 甘露醇 250ml，30～60 分钟静脉滴注）；⑤应用激素：如症状加重不见好转，静脉推注地塞米松 10mg；⑥特殊处理：视情况（脑水肿、眼压增高时）选用乙酰唑胺注射液 0.25g 静脉滴注。如确认栓塞发生，紧急情况下可于 6 小时内行数字减影血管造影或介入治疗。多学科联合会诊：应立即联系急诊、眼科、神经内科、血液科、呼吸内科等相应科室紧急会诊，决定下一步治疗措施。高压氧治疗尚有争议，需酌情使用。鉴于目前尚无任何抢救成功的案例，因此积极预防任何可能发生的并发症尤为重要。

亚急性并发症是指术后 6 小时～1 个月内发生的并发症，如淤青、肿胀、头痛、恶心、呕吐、牙痛、皮肤感觉减退等。多较为轻微，持续时间短，无须特别处理。

晚期并发症是指术后 1 个月及以上发生的并发症，病程持续时间长，是影响患者术后满意度的主要原因。①局部囊肿、结节或钙化：形成原因包括注射物含有组织纤维、液化油状物残留等；移植部位局部或单点移植量过大；受区血运不佳等造成移植物中心坏死、脂肪成活率下降；②局部感染液化：移植后 1 个月～2 年可能出现反复难愈的慢性感染，可能与非结核性分枝杆菌感染相关。严格无菌操作是预防的唯一办法；③移植部位凹凸不平：与注射技术相关，如操作时未遵循脂肪室的概念，或受局部肿胀影响，造成注射不均匀，可在二次移植时补充注射进行矫正。④移植矫枉过度：部分受区血运丰富，脂肪极易成活，如眶周移植时矫枉过正可能发生局部吸收率不高、脂肪存活过多的情况。可根据部位选择局部抽吸或激光溶脂。

（王晨超）

注射整形 2 例

病例 1　玻尿酸全面部填充改善面型

病例介绍

　　患者女性，26 岁，以"面容憔悴，泪沟及法令纹明显"为主诉前来就诊，欲改善面部老化问题。

　　专科查体：患者双侧颞部、颊部凹陷明显，颊脂垫轻微向内下方下垂，面中部空虚，鼻唇沟及泪沟加深明显，上红唇欠饱满，颏部宽大，颏前点模糊（图 4-8-1）。患者目前诊断明确，自诉有自体脂肪移植面部充填史，脂肪留存率不佳，故选用透明质酸填充

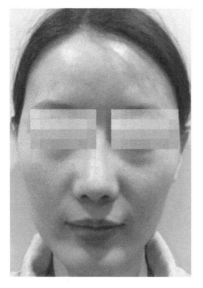

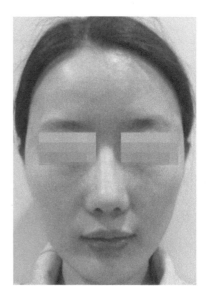

图 4-8-1　术前　　　　　　　图 4-8-2　术后 1 个月

塑形。术后 1 个月复查，面部饱满，无局部凹陷、皮下硬结等症状发生（图 4 - 8 - 2）。

临床讨论

透明质酸（玻尿酸）是由纽约哥伦比亚大学 John Palmer 和 Karl Meyer 于 1934 年首次发现并报道的一种体内天然存在的物质。透明质酸可由人体细胞产生，可促进细胞分化，发挥多种生物学作用，可使皮肤富有弹性、润滑关节等。2003 年，美国 FDA 批准了第一种用于矫正中、重度面部皱纹的透明质酸真皮填充剂。NASHA（非动物源性玻尿酸）技术发明后，以杂质少、纯度高、无细胞毒性、不会引起过敏反应、体内维持时间长、可塑性强等特点成为面部填充的最常见选择。注射前一般选用无色乙醇消毒，也可选用对面部皮肤刺激较小的苯扎溴铵消毒；使用碘伏消毒效果确切，但注射后需要清洗皮肤、去除杂色。注射时常用仰卧位，便于注射对象平静地接受注射；需要直立位观察的特殊部位如眶周和鼻子等，注射时可采用坐位，需要患者大胆配合。除一些特殊产品外，一般玻尿酸制剂内不含有麻醉剂，尽管针头很细，注射时仍会感到疼痛，可以采取表面麻醉、阻滞麻醉、冰敷、局部震动器等减轻疼痛。使用钝针注射时，可以在进针点进行少量的局部麻醉，再从同一个针眼插入钝针，在疏松组织内进针及注射，疼痛度很轻。一般不建议采用局部浸润麻醉，因为麻醉液的注入会影响玻尿酸注射量的判断。也有报告在玻尿酸注射剂中均匀地加入 1% 利多卡因 0.1 ～ 0.2ml，并使用细长针注射，可以显著减轻疼痛。若在添加利多卡因的同时添加少量肾上腺素，可以收缩血管，减少局部皮下淤血。

该患者整体面部瘦削，轮廓硬朗，男性特征较为明显；中面部

97

较长，加重了中庭的视觉焦点；双侧颞部、颊部凹陷，泪沟、法令纹明显，给人以憔悴感；下巴宽阔平坦，女性柔美不足。注射设计的重点在于上、中面部的扩容，柔化整个面部轮廓，通过额头、太阳穴填充，加宽垫高上庭，充填红唇及颏部重塑形态，使面部线条更加柔和丰满，同时充填泪沟及法令纹，达到面部年轻化的目的。

病例点评

1. 该患者注射部位较多，以真皮层为主，根据具体情况可以调整至真皮浅层和皮下层。对于双侧颞部、颊部、法令纹处、下巴选用较大颗粒的玻尿酸，注射层次在真皮深层和皮下层；对于额头、泪沟及上红唇等浅层皱纹和浅层凹陷，选用小颗粒的玻尿酸，并注射至真皮浅层或唇部黏膜下层。不同的注射层次，其注射针头、注射材料、注射量和适应证都有所区别。如果注射过深，则需要更多的容量，且注射物会产生移动、吸收过快而导致效果缩短；如果注射过浅，则容易形成结节或肤色异常，初学时应遵循"宁深勿浅"的原则。

2. 本次注射采用点状、线状、扇形、交叉等方法，注射时动作轻柔、避开血管，尽量避免形成不必要的损伤。边退边注射比较容易控制；使用锐针做深部注射时可以使用点状注射，如泪沟、眶颧区、颏部等。在真皮内注射时，可以做线状注射，如浅层的鼻唇沟、眉间纹、额纹等。使用钝针注射时，注射层次位于皮下层或更深，可使用线状、扇形、交叉等注射方法，常用于三角形的凹陷区域，如鼻唇沟、眶颧区、颞部、面颊部等。注射中为避免注入血管内，可抽吸观察有无回血，再注射。

3. 玻尿酸注射无须过度矫正，所以在注射时只要达到预期效果即可，一旦注射过多，形成的隆起或结节需要数月才能消退，初学时应遵循"宁少勿多"的原则。

病例2 注射肉毒素除眉间纹、鱼尾纹

病例介绍

患者女性，36岁，因在皱眉、大笑时眉间纹、双侧鱼尾纹明显加重，于我科就诊。否认注射除皱史及药物过敏史。

专科查体：患者额头皮肤弹性良好，质地均匀，肤色无异常，皱眉时眉间皱纹明显，静止时未见明显皱纹；上、下睑皮肤略松弛，有轻度赘积，弹性差，尤以下睑为重，静态时皮肤表面有细纹，活动时外眦部有明显皱褶。患者目前诊断为：双侧眼角、眉间动力性皱纹。为患者进行双侧鱼尾纹、眉间纹多点、多部位A型肉毒素（BTX-A）注射除皱治疗。药物配制：BTX-A（保妥适）100U，用0.9%生理盐水2.5ml稀释成40U/ml。每点1~2U皮下注射；注射后1周，治疗效果良好（图4-8-3、图4-8-4）。

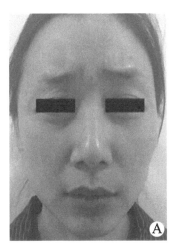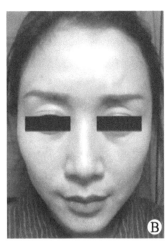

图4-8-3 皱眉时眉间纹基本消失

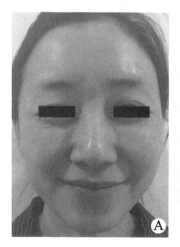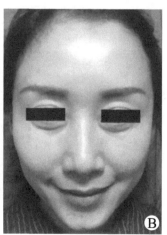

图 4 - 8 - 4　微笑时鱼尾纹基本消失

🔬 临床讨论

　　肉毒素是肉毒杆菌生长繁殖过程中产生的外毒素。是一种肌肉松弛剂，通过阻断神经 - 肌接头处神经介质的传导，抑制乙酰胆碱的释放，导致暂时性的肌肉松弛麻痹。因其抗原不同将毒素分为 A、B、Cα、Cβ、D、E、F 和 G 八型。其中以 A 型肉毒素（botulinum toxin A，BTX - A）的毒力最强，稳定性最好，易于制备，在低温条件下保存时间最长，临床中应用也最广泛。1979 年通过美国 FDA 认证，首先用于治疗斜视。后来被用于治疗面部痉挛和睑痉挛，均取得了满意的效果。1987 年引入美容领域，近年来肉毒素用于治疗面部皱纹，被认为是目前最有效的除皱方法，国内外已有广泛的报道。A 型肉毒素注射除皱只是多种除皱手术中的一种，传统面部除皱方法手术过程复杂，损伤大，恢复时间长，A 型肉毒素注射除皱适用于早期皱纹较浅及面上 1/3 区域细小皱纹（如额纹、眉间纹、鼻背纹、鱼尾纹等），重症肌无力患者、神经肌肉性疾病患者、过敏体质者、妊娠及哺乳期妇女均不宜进行 A 型肉毒素注射除皱。注射局部可有轻微的针刺感、酸胀、疼痛、出血、淤斑及小范围麻木，或有暂时性头痛等现象。症状多数较轻微，经过 1 ~ 2 周即能恢复正常。A 型肉毒素作为一种神经毒性药物，一次注射量超过 2000U 可致人死亡，在整形美容外科 A 型肉毒素注射量通常小于 100U，属于微小剂量，几乎没有临床不良反应，这与肉毒素对神经组织有很强的亲和力、与神经终末受体结合而不进入血液有关，通常小剂量局部注射给药比较安全。但值得指出的是，A 型肉毒素本质是一种免疫源性蛋白，可以使体内产生抗体，极少数受术者可能发生皮疹甚至过敏性休克。该患者皱眉时眉间纹形态呈现"V"形，为其选择注射点及剂量分别为：眉中部注射 3 点，每点 4U，眉上部注射 2 点，每点 2U。点 1 位于瞳孔线眉上缘，可通过皱眉时眉毛上方出现的"酒窝"定位。此处是皱眉肌的止点，做表浅的注射，避免出现层次过深和注射量过大而影响到上睑提肌。点 2 位于两侧眉头的起点处，位于皱眉肌肌腹的稍上方，注射后可弥散作用于两侧的皱眉肌。需避免注射点过低或注射量过大而扩散到上睑提肌，造成上睑下垂。点 3 位于鼻额角的正中线处，在降眉肌和降眉间肌起点的稍上方，注射后主要作用于上述两块肌肉。针对鱼尾纹，按其范围每侧选择了 3 个点位，确保注射点覆盖整个鱼尾纹分布范围。3 个点分别为：外眦角正外侧 1cm 及其上、下方 1cm 处，每点 2U，表浅注射。

📋 病例点评

由于本例患者皮肤弹性尚好，出现的大多为动力性皱纹，肉毒素注射除皱为其良好的适应证。为了最大限度地做到安全注射，建议做到以下几点：①注射前详细询问病史，包括是否为过敏体质、是否有过 A 型肉毒素注射史及其他药物过敏史等；②A 型肉毒素注射没有明确要求做皮试，为了做到安全注射，可以在病灶部位先注射一针，观察 30 分钟，无阳性反应后再继续注射；③在门诊行 A 型肉毒素除皱注射时身边要备好一些必要的抗过敏性休克药物，包括肾上腺素、地塞米松、盐酸异丙嗪等；④注射完 A 型肉毒素后不能让患者立刻离开，最好观察半个小时，无明显反应后再离开。A 型肉毒素除皱美容简便易行，起效快、无痛苦、不良反应小，但要注意其可能引起的过敏反应，要学会正确而冷静地处理其引起的过敏反应。

（李可竹）

线雕技术 1 例

病例介绍

患者女性，28 岁，以面部下垂为主诉就诊。专科查体：患者面部皮肤松弛，双侧颊脂垫下垂明显，颊部凹陷，鼻唇沟、木偶纹加深，下颌线不连续，坠颊明显（图 4 - 9 - 1），诊断为面部初期老化，行中、下面部埋线提升术，术后第二天可见面部松弛明显改善，恢复良好（图 4 - 9 - 2）。

笔记

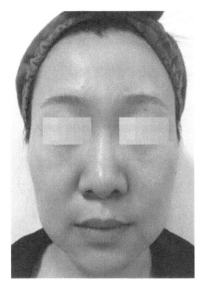
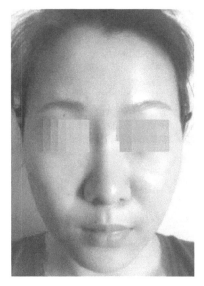

图 4 - 9 - 1　术前　　　　　　图 4 - 9 - 2　术后第二天

临床讨论

使人看起来衰老的两大主因是面部的组织流失和皮肤老化，通过自体脂肪和玻尿酸可以补充缺失的容量，肉毒素注射能够抚平细小的皱纹。而对于眉眼低垂，鼻唇沟、木偶纹渐深，颊侧、下颌皮肤松垂的患者，则需要进行面部提升。对于皱纹、松垂不严重的求美者，面部提升手术创伤较大，面部埋线提升是一种非常安全微创的手术方法，效果自然，在松垂早期进行矫正，效果良好。面部埋线提升术后即刻就可以看到明显改变，通过线的微观结构进行物理提升，可以明显上提面部皮肤、改善法令纹及木偶纹等。并且PPDO线在体内吸收时会刺激皮肤产生瘢痕和胶原，在皮下形成一张线性瘢痕网来固定提升效果。面部埋线提升术能解决的问题有 V字提升双侧脸颊，改善 U 形脸；改善额颞部皱纹，泪沟、法令纹、木偶纹等面部衰老征象；提拉下颌缘皮肤，改善双下巴；紧致肤质，减缓皮肤老化。本例患者年龄较小，皮肤质感、弹性尚好，皮肤松弛及皱纹尚不明显，选用PPDO面部埋线提升的方式即可达到理想效果，且创伤小，可多次反复治疗。

病例点评

1. 针对本例患者面部皮肤松垂情况，应用提拉线于双侧颧弓韧带、耳廓前韧带处固定悬吊提拉布线，以提拉悬吊松弛下垂的颧脂肪垫，包括颊脂肪垫与颏下部脂肪垫，减轻法令纹及木偶纹。法令纹的形成通常是提上唇肌与提上唇鼻翼肌长期表情运动的结果，通常表现为提上唇鼻翼肌特别发达突出。真皮由于运动形成褶皱性凹陷坍塌，局部组织脂肪挤压形成更深的凹陷。故同时辅以平滑线法令纹区充填布线。而针对患者双侧坠颊（即羊腮），采用多根螺旋线网状布线达到提拉收紧的目的。

2. 埋线操作过程中如偶遇皮下的纤维隔或小韧带，可能导致面部出现一过性的小凸起或小凹陷，或有一定波浪感，不必担心，这种反应会在几天内消失。一般情况下，面部埋线3天内消肿，眼周青黄几天内吸收，1周恢复如常。由于一些人对线较为敏感，水肿时间和范围有可能会增加。注意术后48小时内冰敷可减轻肿胀和淤青。埋线术后几天内不宜突然大笑、张嘴幅度过大，以免线在原固定位置滑脱。洗脸时要避开针眼，注意保持清洁干燥，尽量3天后沾水擦拭。

（李可竹）

正颌外科与面型改造 2 例

病例 1　偏颌畸形

病例介绍

患者男性，27 岁，因"下巴歪斜、前凸 10 余年"入院。

查体：面部不对称，颏部明显左偏，颏点左偏 6mm。眶耳平面大约水平，面上、中、下分别为 61mm、61mm、71mm。鼻梁居中，上唇长 26mm，鼻唇角约 90 度，侧面凸面型。静态露齿 7mm，微笑露龈 3mm。口内牙列上颌 8－8（18/28 垂直萌出），下颌 7－7，前牙反覆盖 3mm，双侧第一磨牙中性关系。上牙列中线较面中线左偏 2mm，下牙列中线左偏 5mm。上颌牙列𬌗平面左高右低，相差 2mm（3－3，6－6）。张口度约 45mm，开口型左偏，双侧颞颌关节未及弹响压痛。已先行术前正畸，现患者术前正畸已完成，模型外科已准备（图 4－10－1、图 4－10－2）。诊断为偏突颌畸形。积极完善患者术前检查及术前准备，于全麻下行"双下颌矢状劈开术＋上颌 LeFort Ⅰ 截骨术＋18、28 拔除术"。术中按照设计，向下折断下降上颌骨并充分松解骨块，上下颌颌间结扎，4 块 4 孔 L 型钛板固定。再行双侧下颌矢状劈开术后，使用直 4 孔钛板进行骨块固定，钛钉固定内外侧骨块。术中检查牙𬌗关系良好。术后恢复良好。随访效果满意，无明显突颌畸形，咬𬌗关系正常（图 4－10－3、图 4－10－4）。

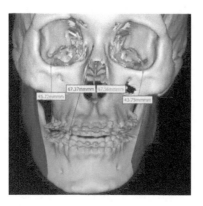

图 4 -10 -1　术前 3D - CT 及
术前设计

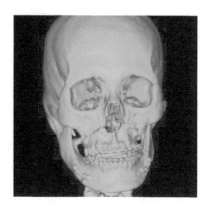

图 4 -10 -2　术后 3D - CT

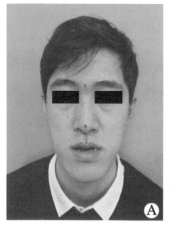
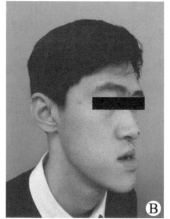

图 4 -10 -3　术前正侧位

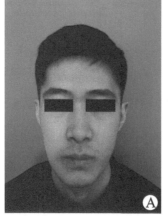
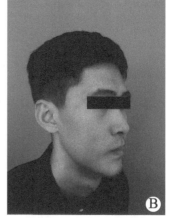

图 4 -10 -4　术后正侧位

临床讨论

偏颌畸形是指以上下颌侧方关系不协调、牙中线不一致、颏部偏斜为主要临床特征的一类复杂畸形，是颌骨畸形中极为常见的一类，常造成患者双侧颜面不对称及牙𬌗关系紊乱，严重影响患者容貌、咀嚼、发音功能，给患者生理及心理造成巨大的压力。引起偏颌畸形的原因比较复杂，目前仍没有统一肯定的认识，但总归起来可分为先天性、获得性两大类。在先天性因素中，由于胚胎发育障碍造成一侧颅颌面骨骼三维空间发育不足，双侧发育不平衡，颌骨偏心性生长，从而导致偏颌畸形的发生，并继发相邻结构形态的改变。后天发病因素主要包括创伤、感染、良性增生、骨肿瘤、软组织肿瘤压迫等，在这些因素中，创伤最为常见，儿童时期颏部的创伤造成发育期的髁颈骨折，可影响髁状突的发育中心，造成偏颌畸形的发生。婴幼儿时期血源性全身感染（败血症、脓毒血症）、上下颌骨骨髓炎等造成骨发育障碍或单侧关节强直也可引起下颌偏斜。另有髁状突良性增生肥大、髁突软骨及周围软组织压迫等因素。该类畸形不仅涉及下颌骨，而且可以涉及单侧多个面骨及颅骨。畸形随患者的生长发育而逐渐明显，在青春期生长发育较快，畸形发展迅速，出现明显的牙𬌗不对称。部分患者伴有患侧关节区疼痛，整个面部表现为不协调的扭曲状。头颅定位 X 线片可见患者下颌骨一侧较另外一侧明显肥大、前突，两侧牙𬌗平面不平衡。患侧颏部向健侧偏斜，患侧下颌垂直高度明显大于健侧，整个颌骨结构呈现严重不对称的扭曲状。^{99m}锝扫描检查可见患侧髁状突区域出现明显的核素浓聚，青春期患者肥大的下颌骨体部同位素浓聚程度亦高于对侧。本疾病应与单纯髁状突肥大、髁状突软骨瘤、单侧髁状突颈部过长畸形相鉴别。

笔记

病例点评

1. 大多数患者可待生长发育完成后实施手术矫治。治疗目标是争取功能与容貌俱佳。

2. 术前采用正畸治疗，调整患者倾斜的牙轴方向，排齐牙列，调整上下颌牙弓形态，使之协调。

3. X线投影测量分析的重点为牙殆平面偏斜程度、颏中点偏斜量、面中下 1/3 比例。侧位头颅 X 片重点测量面中下 1/3 各结构比例关系、唇齿关系、唇颏突度等。下颌曲面体层片进行下颌骨两侧对比分析测量等。制作咬殆石膏模型以明确诊断，并作为拟定治疗计划的依据。

4. 整个治疗方案必须征得患者及家属的同意与配合。

5. 上颌 LeFort I 型截骨矫正偏斜的牙殆平面及偏斜的上颌中线，建立协调的唇齿关系。

6. 下颌矢状劈开截骨术，适应上颌新位置并建立良好的咬殆关系，术中注意保护下牙槽血管神经。

7. 有心理障碍者需在术前进行心理测试和治疗。

8. 术后正畸调整咬殆关系。

病例 2 颏部畸形

病例介绍

患者男性，23 岁，因"下巴不对称 10 余年"入院。

查体：面部不对称，颏部明显右侧偏大，颏点正中位，双侧第一磨牙中性关系，上下牙列中线较面中线无偏斜，上颌牙列𬌗平面平行对称，张口度约 45mm，开口型正常，双侧颞颌关节未及弹响压痛。诊断为"颏部偏斜畸形"。积极完善患者术前检查及术前准备，于全麻下行"颏成形术"。术中按照设计，进行颏孔下行 6-6 水平截骨，以右侧颏孔为中心楔形切除高度为 5mm 的骨质，完全离断颏部骨质，骨凿撬动以松解舌侧骨膜，修整内外早接触及锐利骨边缘，颏成型板固定。术后恢复良好。随访效果满意，无明显突颌畸形，咬𬌗关系正常（图 4-10-5～图 4-10-8）。

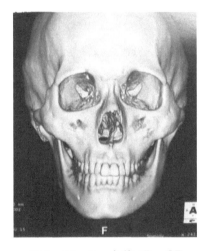

图 4-10-5　术前 3D-CT

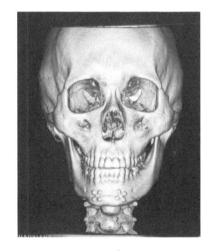

图 4-10-6　术后 3D-CT

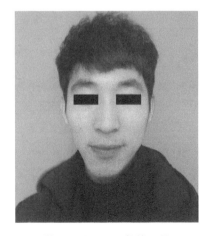

图 4-10-7　术前正位

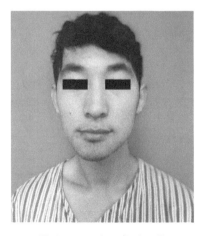

图 4-10-8　术后正位

笔记

临床讨论

颏部畸形是一种下颌骨颏部发育不足畸形，是东方人常见的一种发育畸形，可单独存在，也可与下颌骨畸形等同期并存。本畸形病变出现缓慢，随个体生长发育至青少年期逐渐明显，一般无自觉症状，但因影响面容，患者可能存在不同程度的心理障碍。截骨前要在左右两侧及正中部做好对位标志线，便于掌握骨段前移距离并保证双侧对称。所有截骨线必须在牙根下至少 4mm 处进行，注意尖牙根的长度。在下骨段前移距离较少，估计软组织缝合不紧张的情况下，应尽量保留下颌下缘及正中联合部的骨膜附着。保证正中联合前面及下缘有骨膜及软组织附着十分重要。因为骨性颏不对称常伴有软组织不对称，假如将骨膜和软组织完全从下缘掀起，它们将不能随着骨的移动而有相应的改变。截骨前要做下颌正中标志线，设计时以此线为基础，使移动后的骨块左右对称。

病例点评

1. 单纯的颏部畸形主要采用手术治疗。发育性的颏部畸形矫治手术宜在骨骼发育成熟后进行。

2. 主要采用颏成形术，经口内颏部水平向骨切开移动颏部。如伴有颏部中点偏移者，可同时旋转切开的骨段以矫治偏斜。如颏部后移并伴有严重的短缩，在前移颏部骨段的同时于骨切开上下断面之间植骨，以增高颏部上下径。

3. 严禁使用液体硅胶做颏成形术。

4. 有心理障碍者需在术前进行心理测试和治疗。

（郭　澍　佟　爽）

腋臭 1 例

病例介绍

患者女性，17 岁，以"发现双侧腋窝多汗、有异味 5 年"为主诉入院。患者自青春期后发现双侧腋窝多汗，伴有异味，尤其运动后或天气炎热时明显，影响生活及社交。自行涂抹外用药物，效果不确切。

查体：T 36.8℃，P 78 次/分，R 14 次/分，BP 124/82mmHg。双侧腋下潮湿，可闻及刺鼻异味，腋毛分布均匀，表面皮肤无红肿及破溃，双侧腋窝淋巴结未触及肿大。患者于局麻下行腋臭微创整复术。术后隔日换药，术后 3 ~ 5 天见皮瓣贴合良好，无明显渗出时拔除引流管。术后 10 天拆线。

临床讨论

腋臭是由于腋窝大汗腺分泌的汗液同毛孔内的梭状杆菌感染发酵，而发出特殊的难闻气味，以夏季及活动出汗后最明显。由于大汗腺到青春期才开始发育，老年时逐渐退化，故腋臭主要见于青壮年。在我国，男女发病率相近，而大部分都有明显家族史。腋臭为临床常见病，现代人对个人形象和生活品质的要求日益提高，腋臭的治疗得到医患双方更多的重视。

外科治疗彻底破坏、毁损及去除腋窝局部顶泌汗腺（大汗腺）和腺管，是根治腋臭最可靠的方法。常用的手术方法有：腋窝区局部皮肤梭形切除缝合法、汗腺刮治法、植皮法、超薄皮瓣法、吸脂法及联合其他治疗手段的手术方法等。无论哪种手术方法，其操作范围主要取决于大汗腺分布的范围和深度，通常认为大汗腺导管开口于毛囊漏斗部，大汗腺的分布与毛囊数量、密度一致，因此在术中应确保切除范围超过毛囊分布范围。

1. 局部肿胀麻醉的应用：在手术区注入大量肿胀麻醉液（含有利多卡因和肾上腺素的稀释溶液），可以使皮下组织产生水肿，压迫微小血管并使其闭缩，减少药物的吸收和出血，压迫并麻醉细小的神经纤维，从而产生麻醉作用；同时由于水压的分离作用，使深浅筋膜间隙加大，细胞组织间隙分离，便于术中操作，皮下容易分离。

2. 切口设计：沿腋窝横皱襞设计中长切口（4~5cm），位置隐蔽，瘢痕细小（图4-11-1）。

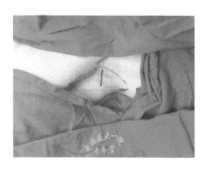 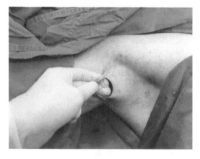

图4-11-1　术前切口设计　　　图4-11-2　以组织剪向两侧锐性
分离，达标记范围后，翻转皮瓣

笔记

3. 术中剥离范围及层次：超出腋毛区范围 0.5～1.0cm，去除层次应包括真皮深部及浅层皮下脂肪层组织的大汗腺、毛囊组织（图 4 - 11 - 2、图 4 - 11 - 3）。

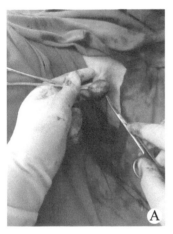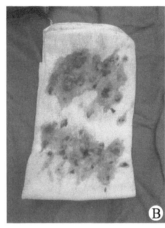

图 4 - 11 - 3　以眼科剪刀仔细剪除腋下大汗腺及部分毛囊

4. 充分引流：术后留置半管引流（将常规引流管纵行剖开后使用），防止脂肪颗粒堵塞引流管，术后 3～5 天待渗出减少时拔除（图 4 - 11 - 4）。

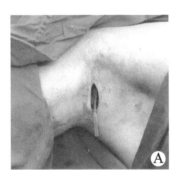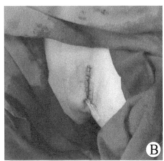

图 4 - 11 - 4　留置引流管、缝合

5. 加压包扎：术后给予加压包扎，确保皮瓣与基底紧密贴合，以弹性绷带固定，限制肩关节活动。

病例点评

　　治疗腋臭的方法众多，但仍无确切而理想的单一根治方法。目前腋臭的治疗方法根据其病理、生理及局部解剖学原理大致分为非手术治疗和手术治疗。常见的非手术治疗有局部外用药物（抗生素、抑汗剂、香辟剂等）、皮下注射药物（A 型肉毒素、无水酒精、曲安奈德等）、物理治疗（冷冻治疗、激光治疗、电离子及高频电针治疗、微波治疗等）。此类方法有效时间短，不能根治，故这种保守治疗方法只能作为补充手段。

（孙　旭）

注射异物取出 2 例

病例 1　乳房注射异物

病例介绍

　　患者女性，45 岁，10 年前于美容院行双乳注射隆乳术，具体注射物质及剂量不详，近 1 年来患者双乳胀痛明显，为求取出注射异物来诊。

　　体格检查：T 36.5℃，P 75 次/分，R 15 次/分，BP 115/66mmHg。查体可见左乳较右乳稍小，经乳头胸围约 115cm，经乳房下皱襞胸围约 95cm，乳头、乳晕形态良好，胸壁未见凹陷，皮肤光滑无破溃，双乳皮下可触及数枚硬结，大小不一，压痛（＋）。超声提示双乳腺腺体后可见非纯性无回声区。术前请超声科医生会诊，超声引导下，标记注射异物分部范围。手术在全麻下进行。术中取双乳下皱襞切口，左右乳各取出黏稠颗粒样物约 100ml，使用冲洗枪反复大量生理盐水冲洗，请超声科医生术中行超声检查确认是否有明显异物残留。患者术后 5 天拔除引流管，10 天拆线出院。

临床讨论

医用聚丙烯酰胺水凝胶（poly acrylamide hydro gel，PAHG），国外商品名为"英捷尔法勒"，国内商品名为"奥美定"，20 世纪末曾一度被视为可长期植入人体的软组织填充材料，广泛应用于整形美容外科，如注射隆胸、隆颊、隆臀、美容、美体术等。尤其在注射隆胸方面，受到广大爱美女性的青睐。但在近 20 年的应用中发现该物质易发生硬结、疼痛、双侧不对称、填充材料移位、感染等并发症和后遗症，更有甚者可引发癌变。2006 年国家食品药品监督管理局以"不能保证使用中的安全性"禁止了聚丙烯胺水凝胶的生产、销售与使用，但仍有很多非法机构打着"玻尿酸（透明质酸）"的旗号，继续使用 PAHG。聚丙烯酰胺的毒性来自残留的丙烯酰胺单体和生产过程中带有的有毒重金属。该填充物的最大问题是人体注射后出现不良反应时注射物无法完全取出而成为隐患。其引起的结节多发或孤立，成串珠状或球状，体积或大或小，位于不同部位及层次，常伴有局部触痛和皮肤色泽、温度改变，有时出现不对称畸形。有学者经病理检查已证实水凝胶亦可向正常组织浸润，其周边有大量多核巨细胞聚集形成异物肉芽肿。

手术取出聚丙烯酰胺水凝胶的关键在于彻底清除水凝胶，切除所形成的包块及肉芽肿。既往有医生采用抽吸法，抽吸的优点在于微创，术后不留有明显瘢痕；缺点是抽吸后往往有较多残留，且无法去除病变组织，残留物可能再次引起各种并发症，并为以后的手术带来困难。抽吸通道为注射物播散提供机会，使注射物分布更加混乱，加重组织损伤。手术可在直视下辨别注射物及病变组织，能最大限度地将其去除，达到彻底治疗的目的；缺点是虽然通过如腋窝、乳晕、发际内、眉内、口角等切口可达到相对隐蔽的目的，但对比抽吸仍留有明显瘢痕。倍受青睐的内窥镜技术结合了微创及彻底手术的优点，但适应证有限，手术时间长，费用高。由于并发症的出现及对将会出现的并发症的担忧，绝大部分患者存在较重的心理负担，强烈要求最大限度地将注射物取净，因此目前主张采用手术方法清除。术中配合大量生理盐水冲洗，必要时辅以冲洗枪、内窥镜等设备，达到尽可能取出的目的。

治疗流程：

1. 术前定位：所有患者均应行彩超检查，如有条件可以做核磁共振，了解聚丙烯酰胺水凝胶注射层次、分布范围、有无包块等，对于制定手术方案至关重要。

2. 切口设计：根据注射物分布范围，可以选择经乳晕切口、乳房下皱襞切口、腋窝切口等，必要时选择经乳房表面切口，此时瘢痕较为明显（图4-12-1）。

3. 术中操作：无论采用哪种入路方式，均应注意保护腺体组织及乳头、乳晕。由于注射时往往采用分层、多点注射，造成注射物较为分散，形成多个腔隙，术中注意钝性分离各个腔隙，挤出注射物，可使用刮匙刮除附着于囊腔壁的材料。如发现明显硬块或硬结形成，则一并去除变性硬结组织（腺体或胸肌），必要时行病理检查，明确病变性质（图4-12-2）。

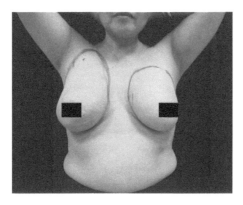

图 4 - 12 - 1　术前于超声引导下，标记注射异物分布范围

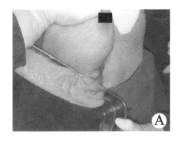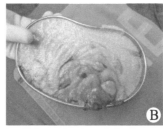

图 4 - 12 - 2　术中于左右乳各取出黏稠颗粒样物约 100ml

4. **彻底冲洗**：应用大量生理盐水反复冲洗腔隙，直至冲洗液呈清亮透明状且不含颗粒样异物成分为止。术中配合专业冲洗枪可以大大提高冲洗效率，残留颗粒样注射物明显减少（图 4 - 12 - 3）。

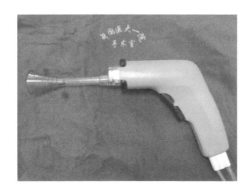

图 4 - 12 - 3　冲洗枪

笔记

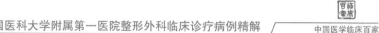

5. 超声确认：为确保最大程度取出注射物，建议术中行超声检查，明确是否存在明显注射物残留。如有明显残留，应及时超声探查定位，取出注射物。

6. 其他：注意术中彻底止血，留置必要的引流管，保证引流通畅，术后加压包扎。

病例2　面部注射异物

📋 **病例介绍**

患者女性，51岁。13年前于美容院行注射隆额术（具体药物及剂量不详），近半年来注射区出现红肿，伴有疼痛，查体可见患者额部红肿明显，范围约5cm×4cm，皮温高，压痛（+）（图4-12-4）。超声提示局部软组织与骨表面之间可见不规则低回声至无回声区，散在分布，边界欠清，回声不均匀，未见明显血流显示。术中采用鼻根部横向切口，分离注射物腔隙，取出约3ml颗粒状注射物，术

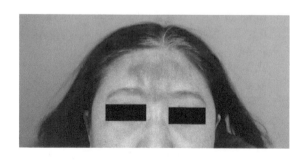

图4-12-4　术前局部红肿

笔记

中超声提示无明显异物残留，留置胶皮膜引流条 1 枚，加压包扎。术后 7 天拆线。

临床讨论

治疗重点：

1. 切口选择：面部注射物的取出应充分考虑切口的美观性，多选用眉内、发际线、口腔前庭等隐蔽部位。

2. 减少副损伤：由于面部血管丰富，术中应动作轻柔，采取钝性分离，冲洗压力不宜过大，防止注射物颗粒进入血管，造成血管栓塞。面部神经丰富，如在颞部应注意分离层次，注意保护面神经颞支、颧支等。

3. 术后外形不良：由于注射物取出后会形成凹陷畸形，与患者的期望相去甚远，往往比术前外形更差，对整个面容影响甚大，所以在术前应充分告知患者手术取出注射物的手术风险，做好心理预期。

病例点评

上述两个病例均为医美发展中的受害者，除了奥美定以外，有类似发展历史的注射填充物还有液体硅胶、液体石蜡等，无一不给求美者带来了身心上的巨大伤害。医生面对市场上鱼龙混杂的各种材料、各类产品，一定要擦亮双眼，在确保其安全性（可完全降解吸收或可完整取出无残留）的前提下使用。

（孙　旭）

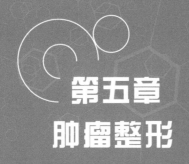

第五章
肿瘤整形

面部体表肿瘤 1 例

病例介绍

患者女性，35 岁，发现左侧内眦肿物 10 余年，3 个月前肿物破溃，伴结痂、瘙痒。

查体：患者左侧内眦旁可见大小约 5cm×8mm 的肿物，距离内眦约 8mm，肿物褐色，突出于皮表，表面可见结痂，周围皮肤质地正常，余未见明显异常（图 5 - 1 - 1）。术中完整切除肿物送术中冰冻病理，提示为基底细胞癌，术中沿原切口以 5mm 为半径向四

笔记

周扩大范围切除，深至部分浅层轮匝肌，安全缘送病理，回报为未见癌，形成缺损约 1.5cm×2.0cm（图 5-1-2），于鼻面沟和上睑各设计一枚风筝皮瓣，完整覆盖创面，调整内眦形态后见外型可（图 5-1-3）。术后皮瓣血运良好，7 日后拆线，术后 1 个月复查，瘢痕恢复可，内眦形态良好（图 5-1-4），继续随诊观察病情变化。

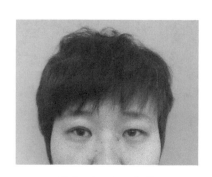

图 5-1-1　术前

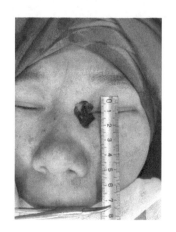

图 5-1-2　术中

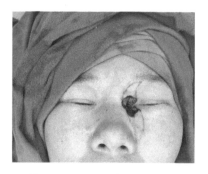

图 5-1-3　风筝皮瓣设计

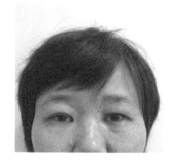

图 5-1-4　术后 1 个月

临床讨论

常见的皮肤恶性肿瘤有基底细胞癌（BCC）、鳞状细胞癌

（SCC）、恶性黑色素瘤（CMM）、Paget 病、隆突性纤维肉瘤等。随着社会发展，人们生活方式改变，城市工业污染及臭氧层破坏加剧，恶性皮肤肿瘤的致病因素不断加剧。流行病学调查显示，恶性皮肤肿瘤的发生存在明显人种差异，白种人皮肤恶性肿瘤的发生率明显高于有色人种，男女发病率无明显差异，随年龄增长发病率增加。其中 BCC 和 SCC 发病率最高，并与紫外线关系密切，发病部位以头面部为主，CMM 与紫外线关系不大，且多发生于肢端部位。皮肤恶性肿瘤的确诊方式为切除后病理活检，为避免在切除过程中造成肿瘤细胞随血行播散并提高阳性率，对于临床高度疑似的恶性孤立肿瘤，在活检时应完整切取送检，有条件的医疗机构可进行术中冰冻病理检查，以避免患者重复手术。根据 NCCN 临床指南建议，对于全身状况符合手术条件的患者，恶性皮肤肿瘤的治疗首选扩大切除，切除的金标准应为 Mohs 手术，对于无条件行 Mohs 手术者可按 BCC 0.5cm，SCC 1.0cm 作为手术安全缘，CMM 行区域淋巴结活检并根据病理检查病灶厚度决定临床分期，后行 1～2cm 的扩大切除，切除后根据淋巴转移情况和分期情况进行适度放射治疗或配合全身化疗，其中包括细胞毒性药物、免疫治疗、靶向治疗等。肿物切除后形成的缺损是整形外科临床常见难题，也是体现整形外科价值的核心环节，根据缺损大小、深度、所在部位、皮肤质地等综合评估，术前需根据临床表现做好预案。

　　该患者肿物位于内眦，如何合理设计皮瓣、保护内眦形态是修复重点，我们根据情况，分别设计蒂在上、下方的两枚风筝皮瓣，在保证内眦形态的同时将创面瘢痕隐藏于鼻面沟和眶上缘内，达到良好的美观效果。

病例点评

皮肤肿物种类繁多，绝大多数为良性病损，在不影响美观的情况下无须特殊处理，但是如果原有皮肤肿物出现迅速增大、破溃、痛痒等，常常是恶变的前兆，医生对此应提高警惕，早期切除并行常规病理检查，可以根据病理结果进行针对性治疗，有效提高治愈率。

皮肤恶性肿物虽大多恶性度低，行 Mohs 手术或结合安全缘病理的扩大切除治愈率较高，但仍不可忽视全身性的治疗，尤其是对肿瘤所在淋巴引流区域淋巴结的检查有机会发现早期转移。

（吕梦竹）

涎腺肿瘤 1 例

病例介绍

患者男性，45 岁。5 年前无意中发现左耳前蚕豆大小肿块，无疼痛症状，该包块逐渐增大至蛋黄大小，肿物与进食无关，无时大时小，无口干，无口角歪斜，无疼痛。

专科查体：面部外形基本对称，左耳屏前扪及约 3.0cm ×

2.0cm 大小光滑肿物，界清，质地中等偏硬，活动度可，无压痛，可触及明显结节感。伸舌居中，无口角歪斜，无鼓腮漏气，张口度正常。彩超提示左腮腺内回声欠均匀，见高低混合性回声，形态不规整，考虑实质占位病变。于全麻下行"左腮腺肿物及周围腺体切除、面神经解剖术"。术中病理回报为多形性腺瘤，术后病理亦同。术后患者加压包扎，伤口恢复良好，口角无歪斜，鼓气无漏气，伸舌居中，48 小时拔除引流条，7 天后拆线。

临床讨论

　　涎腺肿瘤是常见的口腔颌面部肿瘤，多数为上皮性肿瘤。其病理组织学分类十分复杂，不同类型的肿瘤在临床表现、诊断、治疗和预后方面有着较大的差异。涎腺肿瘤的发生器官特异，组织结构复杂，其异质性、多形性、交叉性导致涎腺肿瘤的病理学诊断非常困难，主要依靠石蜡切片确诊。

　　在不同解剖部位中，腮腺肿瘤的发生率最高，约占 80%。下颌下腺肿瘤占 10%，舌下腺肿瘤占 1%，小唾液腺肿瘤占 9%。在小唾液腺中，最常见的为腭腺。在不同部位的腺体中，恶性肿瘤与良性肿瘤发生率也不一样。在大唾液腺肿瘤中，腺体越小，恶性的可能性越大。三大涎腺中，腮腺最常见的良恶性肿瘤为多形性腺瘤和黏液表皮样癌；颌下腺为多形性腺瘤和腺样囊性癌；舌下腺肿瘤多为舌下腺囊肿，好发于儿童及青少年，可见舌下区呈浅蓝紫色肿块，扪及有波动感，位于一侧或波及对侧，也可扩展至颌下区；小涎腺肿瘤一般发生于表浅的黏膜下，有一部分可因损伤或感染而使黏膜形成溃疡，临床表现不典型，往往影响诊断。多形性腺癌几乎只发生于小涎腺，腭腺是最常见的部位，其他部位包括颊部、上

笔记

唇、舌根等。

多形性腺瘤，又称混合瘤，在组织结构上由上皮、变异肌上皮、黏液样物质及软骨样组织混合构成，好发于腮腺，其次为腭部小唾液腺和颌下腺，少见于舌下腺。临床以肿块为主诉症状，病程较长，肿块生长缓慢，无自觉症状，质地中等偏硬，边界清楚。腮腺区的混合瘤多位于耳垂下及耳屏前，肿块具有活动度，即使肿瘤巨大也不影响面神经功能；位于腮腺深叶的混合瘤基底活动度较差，常向咽旁及软腭突出，可妨碍咀嚼、吞咽或呼吸功能，但不会引起张口受限。位于颌下腺的混合瘤表现为缓慢生长的无痛性颌下区肿块，口底可扪及颌下腺肿块，具有活动度，肿瘤不影响舌下神经功能。位于舌下腺的混合瘤较为少见。位于小唾液腺的混合瘤常见于软硬腭交界处，肿块界限清晰，质地硬，因腭部小唾液腺腺体位于黏膜下直接与骨膜相连的纤维组织间隔中，肿块动度受限而不易扪及活动感。

沃辛瘤（Warthin tumor），又名腺淋巴瘤，或乳头状囊腺瘤，其发生与淋巴结有关，为胚胎发育时期残存于邻近淋巴结内的异位涎腺组织。临床多见于男性，男女比例为 6 : 1，多见于 50 岁以上中老年人，患者常有吸烟史。肿块有消长史，好发于腮腺后下极，肿块生长缓慢，易发生炎症。腺淋巴瘤多为多发性，一侧腮腺内可有多个瘤体。肿瘤呈圆形或卵圆形，表明光滑，质地偏软，与皮肤无粘连，可囊性变。术中见瘤体与腮腺之间有 1~3 根细丝般腺管相连，瘤体为紫褐色，剖面可见囊腔，内含干酪样或黏稠液体。

黏液表皮样癌是发生于涎腺的最常见恶性肿瘤，好发于腮腺。因组织病理学上分型不同，肿瘤细胞分化程度不同，预后差异大。依组织病理表现分为高分化型（低度恶性）、中分化型（中度恶性）和低分化型（高度恶性），其中以高分化型更为常见。高、中分化型黏液表皮样癌病程长，肿块可有轻度粘连，其临床常不表现出典型的恶性特征，这种类型的肿瘤区域淋巴结转移率低，常见腺体周围淋巴结被肿瘤直接侵犯。低分化型生长快速，常有疼痛，易发生粘连，肿块固定，易破溃。该类型肿瘤常见颈淋巴结转移，但血行转移罕见，预后较差。

腺样囊性癌临床最常见于颌下腺，以 40～60 岁居多，无明显性别差异，一般生长较慢，近期生长加速常为患者就诊的主诉症状之一，具有局部亲神经特性，常沿血管神经束扩展，肉眼及影像学检查与显微镜下检查的肿瘤范围极不相符。浸润侵袭力强，肿瘤组织可包绕神经纤维，亦可出现癌细胞侵入神经束膜内或沿着神经束膜迁移扩散的现象。较早出现神经方面的症状，如侵袭感觉神经，则出现疼痛、麻木和感觉异常；侵袭运动神经，则出现相应的功能障碍，如面神经麻痹，半侧舌萎缩等。神经受侵者有较高的远处转移率。腺样囊性癌的区域淋巴结转移率低，多直接侵犯腺体周围淋巴结；血运转移率高，主要转移部位为肺，其次是肝、骨和脑转移。术后复发率高。

本病例术中冰冻病理回报提示为多形性腺瘤，在肿瘤边缘外 0.5cm 处做切口，防止因切除不彻底导致术后局部复发。于腮腺浅叶摘除瘤体时见瘤体紧贴面神经。对于良性病例，是否妥善地保留面神经是衡量手术成败的重要标准之一。做面神经解剖时，操作应仔细轻柔，慎勿急躁粗暴，温热生理盐水纱块压迫能有效制止渗血，使术野清晰（图 5 - 2 - 1）。保留面神经功能是患者的强烈愿望，只有临床表现见面神经麻痹，术中见面神经穿过瘤体、面神经严重变性（粗大、严重变色）才是牺牲面神经的指征。

涎腺术后需采用引流条引流及术区加压包扎，防止死腔形成。尤其腮腺部分切除术后禁食酸性或刺激性食物，预防涎瘘。术后换

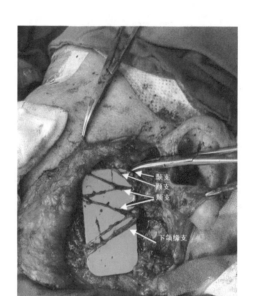

图 5 - 2 - 1　摘除腮腺浅叶暴露完整面神经分支

药主要观察患者面神经是否受损，嘱患者鼓腮观察是否漏气，伸舌是否居中。术后出现面神经暂时麻痹者可给予神经营养药物。

病例点评

涎腺肿瘤的患者常因无痛性肿块就诊，临床检查为腺体内界限清楚且活动的肿块，无压痛，这是良性肿瘤的典型表现。但是部分低度恶性的肿瘤也呈此种表现，临床上难以确定。恶性肿瘤常有自发痛或伴有面神经麻痹，生长迅速，肿块界限不清并固定。影像学检查提高了诊断水平，特别是 B 超和 CT 检查，不仅可判断肿块是否位于腺体内及其大小，且可提示肿块和周围组织的关系。细针吸取细胞学检查虽然有时难以确定涎腺肿瘤的病理类型，但基本可判断肿瘤的良、恶性。冰冻切片诊断在肿瘤临床中常应用，涎腺肿瘤如需做冰冻切片，应将肿瘤完整切除后全部送检，不宜在术中剖开

笔记

瘤体取组织送检。

涎腺肿瘤的治疗以手术为主。多数肿瘤，即使是良性肿瘤，包膜也不完整，采用单纯沿包膜剥离的方法常有复发，故手术应在包膜外正常组织中进行，同时切除部分或整个腺体。

常规的腮腺浅叶良性肿瘤术式为肿瘤及腮腺浅叶切除，术后面部出现程度不等的凹陷畸形，患侧腮腺功能丧失。将保存性功能外科的理念引入腮腺外科，肿瘤及瘤周部分正常腺体切除与常规浅叶切除相比，有如下优点：①手术范围小，手术时间短；②只暴露面神经下颌缘支及颈面干，减少面神经的损伤；③切除组织少，面部凹陷畸形得以减轻；④降低味觉出汗综合征的发生率；⑤保留大部分的腮腺功能。腺样囊性癌术中难以凭肉眼确定切除范围，故需常规术中送切缘做冰冻病理检查。若切除不足术后易复发，而盲目扩大切除必然给患者带来不必要的畸形和功能障碍。该病虽然生长缓慢，且可带瘤存活多年，但很难根治。腺样囊性癌对放、化疗均不敏感，目前仍以手术治疗为主，强调在尽量不影响功能的基础上彻底切肿瘤除，并术后局部放疗以提高疗效。

颌下腺肿瘤均应手术切除。若肿瘤为良性，将瘤体与颌下腺一并切除，恶性肿瘤除摘除瘤体外，至少应行颌下三角区清除术，当周围组织被累及时，应行广泛切除，必要时可考虑行颈淋巴结清扫术。

舌下腺肿瘤多为囊肿，舌下腺囊肿多采用单纯囊肿摘除术。据研究，舌下腺囊肿之囊壁为纤维结缔组织或肉芽组织，提示术后是否复发的关键不在囊壁而在腺体去留，从而为摘除舌下腺提供病理学基础。

肿瘤大小和肿瘤是否扩展至腺体包膜外是颈淋巴结转移的主要因素，肿瘤病理类型是颈淋巴转移的决定因素，一般主张涎腺癌的颈淋巴结清除采取治疗性措施，即临床触及肿大淋巴结并怀疑为转移时，高度恶性的涎腺导管癌、鳞状细胞癌、低分化黏液表皮样癌和腺癌可采取选择性颈淋巴结清扫。值得指出的是，在切除腺体肿瘤的同时应将腺体周围的淋巴结全部清除。

术后是否放疗取决于肿瘤的分级和外科切除的彻底性。低度恶性的黏液表皮样癌无须放疗，而高度恶性的黏液表皮样癌、腺样囊性癌和未分化腺癌都需要进行术后放疗。大多数小涎腺恶性肿瘤对放疗都很敏感，特别是怀疑肿瘤边缘切除不完全时，手术与放疗联合将提高治愈率。

（徐　楠）

脉管畸形 1 例

📋 病例介绍

患儿女性，3 个月。患儿出生时即被家人发现左侧颞部有血管瘤，病变面积随生长逐渐增大。

查体：左侧颞部可见面积为 6.0cm×5.5cm 的瘤体，无感染及破溃。皮温正常，触之质软，无波动感及搏动感。病损呈粉红色，指压可褪色（图 5-3-1）。诊断：左颞部婴幼儿血管瘤。治疗方案：口服普萘洛尔，外用马来酸噻吗洛尔。后于我院门诊随访观察，效果明显（图 5-3-2~图 5-3-4），患者及家属对治疗效果满意。

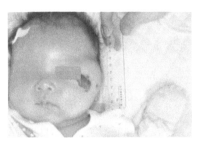

图 5 - 3 - 1　患儿治疗前照片

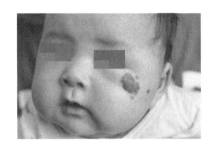

图 5 - 3 - 2　治疗后 1 个月
随访照片

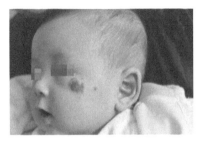

图 5 - 3 - 3　治疗后 3 个月
随访照片

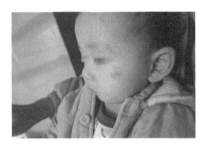

图 5 - 3 - 4　治疗后 18 个月
随访照片

临床讨论

20 世纪 80 年代初期，Mulliken 和 Glowacki 为代表的西方学者将脉管性病变分为两部分，血管瘤和脉管畸形。其中血管瘤分为浅表血管瘤、深部血管瘤及混合型血管瘤。脉管畸形分为静脉畸形、微静脉畸形、淋巴管畸形、动静脉畸形和混合性脉管畸形。

在脉管性病变中最易混淆的就是血管瘤和脉管畸形，血管瘤多在患儿生后 1 岁之内快速增生，1 岁之后逐渐减退。脉管畸形其在出生时已经存在，随年龄增长而缓慢扩张，不会消退。增殖期的血管瘤呈鲜红色，触之较硬，而消退期血管瘤颜色逐渐转变为微暗红色或灰色，触之较软，并留有皮肤萎缩、色素减退、皮下脂肪沉积和毛细血管扩张等变化。

笔记

本类病例治疗前需完善全身检查，如胸片、心电图、心脏彩超、甲状腺功能、心肌酶谱、肝肾功能、血糖等；普萘洛尔首次剂量按照 1.0mg/kg 用药，分两次口服。若患儿无异常表现，可在首次用药后 12 小时继续给药，剂量为 0.5mg/kg。第 2 天增加至 1.5mg/kg，分两次口服，并观察患儿有无异常表现。第 3 天增加至 2.0mg/kg，分两次口服，并维持该剂量。服药期间定期复诊，前 3 个月每月复诊一次，3 个月后 6～8 周复诊一次。每次复查化验肝肾功能、心肌酶谱、甲状腺功能和血糖等生化检查，复查病变区域和心脏彩超，评估药物作用及是否存在心脏损伤。噻吗洛尔每日两次外用湿敷，治疗时间维持 30 分钟。

口服药物过程中的注意事项：若存在药物不良反应，应将口服剂量减半，若不良反应严重，则需停药。口服普萘洛尔治疗血管瘤无确切的停药年龄限制，患者 4 岁内均可服药。瘤体逐渐消退后，可在 1 个月内逐渐减量至停药。

病例点评

中华医学会整形外科学分会血管瘤和脉管畸形学组 2016 年 4 月在《组织工程与重建外科杂志》中发表了《血管瘤和脉管畸形诊断和治疗指南》，指出婴幼儿血管瘤的治疗应以系统用药和局部外用药物为主，辅以激光或局部注射等，从而抑制血管内皮细胞增生，促进瘤体消退，减少瘤体内残留物。优先考虑使用普萘洛尔口服，若存在禁忌证，可采用糖皮质激素，目前由于糖皮质激素的不良反应，临床可尽可能减少应用。也可外用 β 受体阻滞剂，并配合激光治疗。消退期及治愈后遗留的局部血管瘤畸形可考虑手术治疗。

即使药物治疗能够很大程度减小瘤体，但仍会遗留明显的外观或功能问题，如瘤体消退后仍残留明显畸形、增生期出现溃疡而遗留永久性瘢痕，则需手术治疗改善外观、去除病变，并达到美容整形等效果。局部脉冲染料激光通常为585/595nm脉冲染料激光，常用于浅表型婴儿血管瘤增殖期，可抑制瘤体增殖和减轻血管瘤颜色。局部外用药物为β受体阻滞剂，如普萘洛尔软膏、噻吗洛尔乳膏等。对于局限的病变，可以采用博莱霉素、平阳霉素等其他抗肿瘤药物注射治疗，也可采用糖皮质激素注射治疗。

（冷　冰）

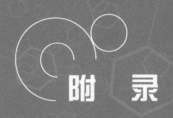

附　录

中国医科大学附属第一医院简介

中国医科大学附属第一医院（以下简称中国医大一院）是一所大型综合性三级甲等医院，也是一所具有光荣革命传统的医院。

医院的前身可以追溯到同时创建于 1908 年 10 月的福建长汀福音医院（原亚盛顿医馆）和沈阳南满洲铁道株式会社奉天医院。医院早期成长与中国共产党领导的革命进程紧密相连。1948 年沈阳解放，医院接收了原国立沈阳医学院（前身为南满洲铁道株式会社奉天医院）。

1995 年初，医院首创"以病人为中心"的服务理念，提出了一系列的创新与发展举措，成果引起国内外医疗界的瞩目，得到了中央领导肯定和同行的赞誉。医院的改革经验被推向了全国，对我国的医疗改革和医院管理产生了划时代的深远影响。

如今的中国医大一院以人才实力和技术优势，发展成为国内外知名的区域性疑难急重症诊治中心。作为辽宁省疑难急重症诊治中心，同时也是国家卫生健康委员会指定的东北唯一的国家级应急医疗救援中心和初级创伤救治中心，医院在抗击非典、抗击手足口病、防治流感、抗震救灾等重大突发事件中做出了突出贡献，受到国家和世界卫生组织的肯定和表彰。

2014 年初，新一届领导班子进一步明确了医院的功能定位：以创建国家级区域医疗中心为目标，以改革为动力，围绕发展高新技术，推动学科发展，加强医院信息化建设，使门诊流程更为规范，改善患者的就医体验，积极践行公立大医院的社会责任。

医院现建筑面积 33.5 万平方米，编制床位 2249 张，现有职工 4350 人，其中有中国工程院院士 1 人，教育部长江学者特聘教授 3 人，教授、副教授级专家 545 人，中华医学会专科分会主任委员（含名誉、前任、候任）9 人，副主任委员 5 人。国家重点学科 4 个，国家重点培育学科 1 个，卫健委国家临床重点专科建设项目 22 个，荣获国家科技进步奖 9 项。医院全年门急诊量约 342 万人次，出院 15 万人次，手术服务量 7 万例，平均住院日 8.19 天。

2018 年发布的复旦版《2017 年度中国医院排行榜》中，医院综合排名全国第 12 名，连续 9 年位居东北地区第 1 名。

近年来，医院荣获全国文明单位、全国精神文明建设先进单位、全国卫生系统先进集体、全国文明示范医院、全国百佳医院、全国百姓放心示范医院、全国医院文化建设先进集体、全国医院有

笔记

突出贡献先进集体等荣誉称号。

　　1941 年，毛泽东在延安为中国医大一院 14 期学员题词："救死扶伤，实行革命的人道主义"。它成为一代又一代中国医大一院人为之不懈奋斗的座右铭。传承百年，心系百姓，今天的中国医大一院正承载着辉煌的历史，沿着既定的航向，为建设国内一流医院的目标而努力奋斗！

笔记

中国医科大学附属第一医院整形外科简介

　　中国医科大学附属第一医院整形外科继承了 20 世纪 50 年代颌面整形外科专业基础，依托于中国医科大学附属第一医院优越的医疗平台，承担东北区域基本医疗保障服务、急危重症和疑难病症救治的重任，为辽宁省整形外科学会主任委员单位，国家级临床住院医师规范化培训基地、国家住院医师规范化培训教材主编单位，首届辽宁省十佳医疗美容机构评选第一名。中国医科大学附属第一医院整形外科是辽宁省整形外科专业中唯一承担国家自然基金的单位，也是目前辽宁省整形外科学唯一的博士授予点和最早的整形外科硕士授予点。

　　秉承以"病人为中心"的理念，科室多年来致力于专业技术的探索与创新，尤其近几年来，在学科带头人的带领下取得了飞速的发展。目前科室开设病床 30 余张，并单独设立美容门诊及手术室，满足不同患者的需求，每年共接待患者近 3 万人次，完成整形美容及修复重建手术 5000 余例，成为东北地区整形外科疑难重症诊治中心。

　　自 20 世纪 70 年代起，我科即开展了超长胸三角皮瓣及胸三角皮瓣的临床应用研究，获卫生部科技进步三等奖、沈阳市科技进步一等奖。1994 年我科在国内开展了首例血管化的人颌下腺游离移植术，并获得成功，经国内外专家评定认为达到国内外领先水平，填补了国内空白，1998 年获省部级科技进步奖，此项技术被列为"十一五"攻关课题，2012 年通过国家新技术强制标准的认定，已

笔记

137

在国内推广应用。科室在整形外科多个亚专业都具有强劲的实力，逐渐形成具有本科室医疗特色的治疗团队，包括颅颌面外科、体表肿瘤诊疗与修复、耳鼻整形再造、乳房整形美容、瘢痕修复、体型雕塑吸脂、微创整形外科等，颌骨畸形整复、瘢痕综合治疗等方面处于全国领先地位。

　　科室具有雄厚的科研力量，近 10 年来，承担国家、省部级科研项目 10 余项，课题总经费 300 余万元。获得省部级科技进步奖 10 余项、沈阳市科技进步奖 2 项。参编教材 2 部，参编著作 4 部，主译著作 1 部，主审著作 1 部。在国内外发表论文 200 余篇，其中 SCI 论文 20 余篇。培养博士、硕士研究生百余人。

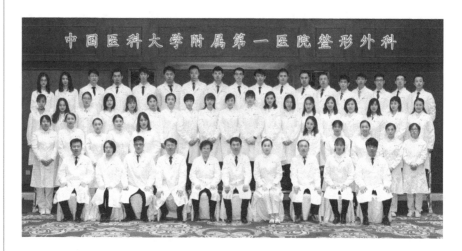